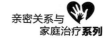

亲密关系与
家庭治疗**系列**

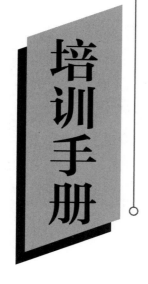

培训手册

亲子关系游戏治疗

10单元循证亲子治疗模式

第2版 *2nd Edition*

CHILD PARENT RELATIONSHIP THERAPY (CPRT)

An Evidence-Based 10-Session Filial Therapy Model

［美］ 加里·L. 兰德雷思（Garry L. Landreth）
　　　休·C. 布拉顿（Sue C. Bratton） ◎ 著

刘芳　王浩　叶丹丹 ◎ 译　程翼如 ◎ 审译

中国人民大学出版社
· 北京 ·

培训手册概述

使用说明

　　本手册是《亲子关系游戏治疗：10 单元循证亲子游戏治疗模式（第 2 版）》不可或缺的辅助教材，为亲子关系治疗师开展亲子关系治疗提供了综合指导框架。作为资深的专业亲子游戏治疗师，布拉顿和兰德雷思在这部简单易学的执业心理咨询师治疗方案中，应用了以儿童为中心的游戏治疗和亲子关系治疗的各项原则，以帮助治疗师们顺利地运用循证的亲子关系治疗模式。手册中所包含的训练材料是在默认读者已经熟悉了《亲子关系游戏治疗：10 单元循证亲子游戏治疗模式（第 2 版）》中所包含的信息的前提下所编写的，内容主要包括"亲子关系治疗：针对 3~10 岁孩子的治疗方案"以及用于协助治疗师分别满足幼儿期的家长、少年时期的家长、收养家庭和师生关系当事人这几种人群的特殊需求的全新治疗方案，旨在为具有不同经验水平的治疗师提供帮助。亲子治疗师可以学习并掌握这五种训练家长进行亲子关系治疗所需的相关技能，帮助家长提升/改善与其子女的亲子关系。

　　上述五种亲子关系治疗方法对应的治疗方案均以划分阶段的形式进行编写，包含实施 10 单元课程亲子关系治疗所需的全部材料，其中包括第 1~10 单元的治疗大纲以及相对应的全部家长学习材料、家庭作业和家长习题册。治疗方案内收录了家长笔记中的所有学习材料的副本，还为治疗师提供了参考答案。参考答案仅作为示例，用以向家长说明如何回应孩子才能符合以儿童为中心的游戏治疗的理念。有关其他以儿童为中心的游戏治疗的技能和回应技巧，请参阅《亲子关系游戏治疗：10 单元循证亲子游戏治疗模式（第 2 版）》第 6 章"亲子关系治疗的技能、概念和态度"。

　　亲子关系治疗方案具备一定的灵活性，有助于治疗师针对家长和儿童的特殊需求来量身定制训练课程。正如作者在《亲子关系游戏治疗：10 单元循证亲子游戏治疗模式（第 2 版）》中所述，治疗师在对本手册所呈现的 10 单元课程的内容进行实际应用时，可以根据家长的需求和小组规模，酌情增减课程的数量。虽然本手册收录的学习材料都是为家长学习小组而编写的，但也适用于单方家长或夫妇。和其他治疗或干预手段一样，治疗师在应用这些材料和治疗程序时应当做出临床判断。

五种亲子关系治疗方案对应的家长笔记内收录了家长完成亲子关系治疗训练所需的全部印刷材料。在编排家长笔记中的学习材料时，治疗师通常应根据适用的不同阶段将学习材料进行划分。治疗师可以根据特定家长小组的需求，在呈现材料的方式上进行一定程度的变通。

"亲子关系培训资料"内包含一系列供专业人士和家长使用的资料。治疗师将这些资料分别以视频、书籍和手册的形式进行了划分和归类。针对每一个类别，治疗师又进一步为家长推荐了相关资料和补充资料。

亲子关系培训小诀窍

以下几条小建议节选自《亲子关系游戏治疗：10 单元循证亲子游戏治疗模式（第 2 版）》中第 5 章"亲子关系治疗的主要内容"。

亲子关系培训主要包含两大内容：第一是知识点讲解，第二是在安全、放心、具有鼓励性且没有威胁的氛围下展开团体治疗。这种治疗环境能够鼓励家长探索对自身、子女和育儿经历的各种感受、态度以及想法。

亲子关系培训小组内的支持性氛围与团体疗法的类似，治疗师以共情的方式回应家长的问题以及与其各自的家庭或作为父母的身份相关的情感。亲子关系培训和团体治疗在情感探索和支持性氛围方面存在着相似之处，但这并不代表亲子关系培训的目的是提供团体治疗，只能说明在家长探索有关自身、子女和家庭的感受时，亲子关系培训采取的手段借用了团体治疗中的小组互动和流程中的要素。如果要将探索情感问题的共情式团体治疗方法转变为知识点讲解，治疗师可以把小组互动环节的时间限制在几分钟之内，做出共情式的回应来总结家长的感受，然后抛出一个与家长分享的内容相关的知识点。

通过帮助家长梳理其对自己子女的反应和感受，来促进他们对子女的看法逐渐发生转变。亲子关系治疗师必须维持言语引导和分享、梳理家长的感受之间的平衡，既不能僵硬地对着材料照本宣科，也不能让学习小组深陷于团体治疗式的分享讨论中而无法自拔。

治疗师在授课时，应在教授亲子关系培训的教学内容的过程中穿插讲授培养小组集体凝聚力的内容，在第 1~3 单元课程的训练中，做到这一点尤为重要。治疗师可以帮助家长总结他们的发言，同时通过向家长提问来帮助家长熟悉彼此。例如，治疗师问："有谁觉得这话听着耳熟？"或"还有谁曾朝孩子叫喊过？"如果有家长给出了肯定回答，治疗师就可以追问："你当时的情况是什么样的？"当一位家长描述自己的问题，而其他家长会意地点头时，治疗师可以说："看来大家都知道是怎样的。"这种在家长之间形成的纽带有助于打破将人与人相互隔离的壁垒，使家长消除诸如"只有我会这么想""只有我会朝孩子喊叫"等的感觉。

如果一位家长描述了在游戏活动中遇到的难点，治疗师可以提问："同学们，这种情况适用于哪一条大拇指原则？"治疗师还可以鼓励小组成员之间进行互动，让家长对彼此的问题做出回应："琳达，当艾丽卡的孩子想在水杯上进行涂画时，你会建议她怎么做？"这样提问不但能促进小组成员之间开展互动，还能让家长为彼此出主意，从而降低他们对治疗师的依赖程度，不再一味地指望由治疗师给出解决方案。如果有一位家长看起来若有所思，治疗师可以鼓励她把自己的想法分享出来："安吉拉，你在想什么？"在这里，治疗师要遵循一条指导原则，那就是一定要遵守**大拇指原则：治疗师不仅仅是讲师，还是促进互动的领导者**。随着培训的进展，家长之间的互动会逐渐增加，他们会更加积极地协助彼此，相互提出建议，这是我们要达到的一个目标。

在培训课堂上要遵循以下教学内容的规定。

- 向家长传达课上需要学习掌握的信息时，所呈现的形式要简洁、突出知识点，这是让家长学习和吸收新信息的关键。
- 牢记 3D 原则：阐述（describe）、示范（demonstrate）与实践（do）。治疗师首先需要阐述和传授一项技能，接下来示范这项技能（通过视频示范或现场示范），最后让家长实践这项技能——以角色扮演的形式重复治疗师的做法。
- 布置简单的家庭作业，并向家长下发简要的学习材料，以巩固课堂上传授的知识点。
- 积极肯定家长的努力，这是决定亲子关系治疗成败的关键。
- 采用诸如讲故事、做类比和比喻等多种教学方法来强调知识点，这有助于持续吸引家长的注意，有利于教学课程的顺利推进。家长可能难以记住一个孤立的知识点，但如果将知识点融入短小但引人入胜的故事中，家长就会记住故事，同时也就记住了知识点。
- 教授易懂好记的"大拇指原则"也能帮助家长记住知识点。
- 治疗师对家长的回应须时刻以儿童为中心的游戏治疗的基本原理和技能为模板。
- 治疗师可以自曝作为家长所做出的努力和犯下的错误，以此来佐证知识点，同时让家长明白犯错误是被允许的行为。
- 治疗师还可以通过向家长播放自己进行游戏活动的视频来做示范，也可以通过现场进行游戏活动来做示范，向家长展示他们在进行亲子游戏时应当以哪种方式回应孩子。
- 在观看家长的亲子游戏视频时，应频繁暂停播放，认可并肯定家长在游戏过程中所做出的努力。重点在于关注家长做对了什么，而非犯了什么错误。

希望这本手册能为各位读者带来帮助。

目录

3
适用于少年时期的亲子关系治疗模式　/ 071

4
适用于收养家庭的亲子关系治疗模式　/ 075

5
适用于教师的亲子关系治疗模式　/ 077

亲子关系治疗：
针对 3~10 岁孩子的治疗方案

适用于 3~10 岁儿童的亲子关系治疗方案是一种循证的治疗方案，应由接受过亲子关系治疗培训并取得相关认证的专业心理咨询师实施，而且治疗师应在开展亲子关系治疗之前熟悉治疗方案的结构和内容。这部分亲子关系治疗方案是按照治疗阶段的划分而编写的，收录了实施 10 单元亲子关系治疗模式所需的全部素材，包括 1~10 单元的课程大纲以及相应的家长学习资料。有关其他以儿童为中心的游戏治疗的技能和回应技巧，请参阅《亲子关系游戏治疗》第 6 章"亲子关系治疗的技能、概念和态度"中的内容。

亲子关系治疗方案具备一定的灵活性，有助于治疗师针对家长和儿童的特殊需求来为其量身定制训练课程。如《亲子关系游戏治疗》所述，治疗师在对本手册所呈现的 10 个单元课程的内容进行实际应用时，可以根据家长的需求和小组规模，酌情增减课程的数量。虽然本手册收录的学习材料都是为家长学习小组而编写的，但也适用于单方家长或夫妇。和其他治疗或干预手段一样，治疗师在应用这些材料和治疗程序时应当做出临床判断。

第1单元治疗课程大纲和家长学习资料

课程大纲

时间标记

_____ I. **向到场的家长发放家长姓名牌和家长笔记**

说明：要求尚未填写入组信息的家长待填写完成后再来领取材料。

- 自我介绍并介绍联合带领者，欢迎家长的到来。
- 让家长在简短的交谈中熟悉彼此。
- 要让家长感到自己获得了支持，在育儿的道路上进行探索时他们并不孤单。

_____ II. **回顾亲子关系治疗训练的目标与核心概念**

说明：要努力在回应家长提出的问题以及分享家长所关注问题的过程中融入训练目标和相关概念，避免直线式教学。

- **大拇指原则：关注甜甜圈，而非中间的洞！**

（可选：给家长展示甜甜圈实物，以新颖的方式说明这一概念。）

亲子关系治疗的关注点在于关系、家长的优点以及孩子的优点（甜甜圈：存在的事物），而非问题（洞：缺失的事物）。

- 游戏是孩子的语言。通过做游戏，孩子能够有机会表达他们的想法、感受和愿望。
- 亲子关系治疗有助于预防问题，这是因为家长能意识到孩子在情感和关系方面的需求。
- **大拇指原则：要做恒温器，而不是温度计。**

（简短的小组讨论：恒温器的作用是什么？温度计的作用又是什么？）

– 家长要学习如何"回应"（RESPOND）而非"反应"（REACT）。孩子的感受不是家长的感受，家长的情绪没必要随着孩子的情绪而逐步升温。

– 家长要安抚孩子，最好的方法就是先让自己冷静下来，控制住自己。

记住：能克制住自己的父母是恒温器；失控的父母是温度计！

- 家长将会学到基础的游戏治疗技能，而这些是心理学专业的研究生在一个学期的课程中所学习的内容。

这些技能将会：

– 让父母找回作为家长的掌控能力，帮助孩子培养自控力；

– 让孩子与家长之间形成更加安全的依恋关系，为家长和孩子带来更加亲密、快乐的亲子时间——更多的欢笑、喜悦和温暖的回忆。

"你希望在20年以后，孩子回忆起你和你们之间的关系时，脑海中浮现出的是什么？"（小组讨论：家长最美好的儿时回忆是什么？）

    – 给予家长打开孩子心灵大门的钥匙——学会如何真正了解孩子，并向孩子表达自己的理解。

- "最好的是——你只需要每周拿出 **30 分钟**的时间来练习这些新技能和做出改变！"
- 提示：学习这门新的"游戏语言"时，一定要耐心。
- **"10 个星期以后，你们将与现在大不相同，你们与孩子之间的关系也将焕然一新。"**

III. 小组介绍

目标：促进家长分享彼此的经历和增强相互之间的联系。

- 邀请每位家长来介绍自己整个家庭的情况。（如果治疗师未在入组时指明要重点关注的孩子，即焦点儿童，那就帮助家长在此时做出选择。）
- 家长在介绍自己的焦点儿童的优缺点时，治疗师应在家长信息表上做记录。
- 当每位家长介绍自己的情况时，治疗师都要对此做出正常化／普遍化的评论，以增强家长之间的联系。

例如："还有谁的孩子这周让自己感到生气或者很挫败？"

- **大拇指原则：最重要的也许不是你做了什么，而是你在做了这件事之后又做了什么！**

每个人都会犯错，但犯了错可以改。最重要的就是我们如何对待错误。

这样，家长就以身作则地向孩子示范了如何修复关系！

IV. 反映性回应

- 这是一种在 30 分钟的游戏时光活动中进行**跟随而非引导**的方法。
- 反映孩子的行为、想法、需求／愿望以及感受（**不问问题**）。如果家长所知道的足以使他们对孩子提出问题，那么也足以对孩子的表现做出回应。
- 有助于家长理解孩子并帮助孩子感受到自己是被理解的。

"在一起"态度传递出：	而不是：
· 我在这里，我关注着你；	· 我总是同意；
· 我理解你；	· 我一定让你高兴；
· 我关心你。	· 我会解决你的问题。

V. 回应感受：课堂练习题

和家长一起完成习题。

- 要求家长以小组为单位，讨论、决定哪个词汇最能描述各场景中孩子的感受。
- 在此之后，要求家长以小组为单位，决定对孩子的感受给予一种什么样的简短的反映性回应。

VI. 角色扮演（目标：家长主动练习给予反映性回应的技能。）

- 请一位家长用 30 秒的时间介绍自己的一日生活（或与联合带领者一起演示），在 30 秒后，治疗师应简要地对所听到的内容给予反馈。

- 然后让家长两人一组，要求他们轮流充当"倾听者"，练习给予反映性回应的技能。

_____VII.　可选——视频示范（如果时间允许）

- 播放视频，内容为亲子游戏示例，主要示范反映孩子的感受和允许孩子来主导的技能。

_____VIII.　布置家庭作业

- 练习给予反映性回应——完成"回应感受：家庭作业"里的习题，在下一单元将习题带到课堂上。
- 发现一个你以前没注意到的孩子的身体特征。
- 把一张最让你喜欢、动心的孩子的照片带来。
- 练习 30 秒集中注意力。

  示例：如果你正在打电话，告诉对方："能否等我 30 秒？我马上回来。"放下电话，弯下腰，在 30 秒的时间里全神贯注地关注孩子，然后对孩子说"我得和 ×× 把话说完"，之后站起身继续与朋友通话。

_____IX.　以励志的诗句、故事或大拇指原则结束这堂课（可选）

牢记大拇指原则

1. **"关注甜甜圈，而非中间的洞！"** 关注亲子关系，而非存在的问题。

2. **"要做恒温器，而不是温度计。"** 学会回应（反映），而非反应。

3. **"最重要的也许不是你做了什么，而是你在做了这件事之后又做了什么！"** 我们都会犯错误，但我们可以修复。最重要的是我们如何对待和处理自己的错误。

反映性回应

- 这是一种跟随，而非主导的方式。
- 反映行为、想法、需求 / 愿望，以及情绪（不问问题）。
- 帮助家长理解孩子，并且帮助孩子感受到被理解。

"在一起"态度传递出：	而不是：
• 我在这里，我关注着你；	• 我总是同意；
• 我理解你；	• 我一定让你高兴；
• 我关心你。	• 我会解决你的问题。

回应感受：课堂练习题

使用方法：（1）从孩子的眼睛中发现情绪的线索；（2）当你对孩子此刻的情绪有了判断之后，简短回应这个情绪，一般用"你"开头，例如："你看起来有些难过"或者"你现在真的很生我的气"；（3）你的面部表情和语调要与孩子此刻的感受相匹配（比起语言信息，共情的感受更多的是通过非语言信息来传递）。

高兴

孩子：奥斯卡正在告诉你，这周末他要给表妹索菲娅看的所有东西。

孩子感到：兴奋、开心

家长的回应：马上就可以和索菲娅一起玩，你很兴奋！

难过

孩子：瑟琳娜放学后上车，告诉你班上的宠物仓鼠伯特死了，然后告诉你上周她是如何负责喂养伯特，伯特是如何看着她，并在仓鼠转轮上跑起来的。

孩子感到：难过、失望

家长的回应：仓鼠伯特死了，你很难过。

生气

孩子：安德烈和他的朋友哈利玩的时候，哈利抢走了安德烈的消防车不肯还。安德烈想拿回消防车时，车的梯子被弄断了。安德烈过来哭诉发生了什么事，而且说这都是哈利的错。

孩子感到：生气、抓狂、伤心

家长的回应：你对于哈利的做法感到很生气。消防车的梯子坏了，你很伤心。

害怕

孩子：当你在打扫车库时，扎拉也在车库里玩，突然一大盒书从书架上掉下来，砸在了扎拉身后的地板上。她吓了一跳，并跑向你。

孩子感到：害怕、惊讶（取决于孩子的面部表情）

家长的回应：这让你感到很害怕 / 惊讶！

亲子关系培训的概念及其作用

亲子关系培训是什么

亲子关系培训是一套特别的家长培训课程，这套课程共有 10 个单元（平均一周一个单元）的课程，这套课程的目标是通过每周 30 分钟的游戏时光活动，帮助家长改善和提升他们与孩子之间的关系。对孩子们来说，游戏是很重要的，因为游戏是孩子们最自然的交流方式。玩具就像孩子的词汇，而游戏就是他们的语言。成人用语言来表达他们的经历、想法和感受，孩子则用玩具来探索他们经历的事，并表达他们的想法和感受。因此，我们将培训家长在自己的家中，使用一套经过精心挑选的玩具，和他们的孩子一起度过有着特别结构的 30 分钟游戏时光。家长将会学到如何用共情的方式来回应孩子的感受，帮助孩子建立自尊，学会自控，以及对自己负责，并在这些特别游戏时光中设定有治疗效果的限制。

在每周 30 分钟里，孩子如同家长的宇宙中心。在这段特别游戏时光中，家长要建立一种接纳的关系，使孩子感到通过游戏来表达自己所有的感受——恐惧、喜欢、讨厌、愿望、愤怒、孤单、快乐或失败感，是非常安全的。这不是普通的游戏时光，而是一段特别的游戏时光，在这段游戏时光里，孩子主导，家长跟随。在这个特殊的关系中，没有：

- 谴责；
- 贬损；
- 评价；
- 要求（按某种方式画画等）；
- 评判（评价孩子或孩子的游戏是好是坏，是对是错）。

这如何能帮助我的孩子

在这段特殊的游戏时光中，你会和孩子建立一种不同的关系，孩子会发现自己是有能力的、重要的、被理解的和被接纳的。当孩子处在这种他们感到被接纳、被理解和被关心的游戏关系中，孩子就会在游戏中展现出自己的许多问题，并且他们的紧张感、情绪和压力将会在此过程中得以释放。从而让你的孩子对自己有更良好的感觉，能够发现自己的优势，并在主导游戏时，更加为自己负责。

孩子的自我感觉会对他们的行为产生极大的影响。在特别游戏时光中，当你学会了把关注点放在孩子身上而不是孩子的问题上，孩子将会以不同的方式反应，因为孩子的行为、想法以及在学校的表现都与他的自我感觉直接相关。当你的孩子自我感觉变好时，他会以自我提升而非自我挫败的方式来做事。

第 2 单元治疗课程大纲和家长学习资料

课程大纲

时间标记

_____ I. **进行非正式的经历分享和作业点评**
- 询问每位家长过去一周的情况，并对他们的情况做出简短的评价。
- 点评在第 1 单元布置的家庭作业的完成情况。
  - 针对"30 秒集中注意力"练习。
  - 针对"回应感受：家庭作业"部分——让家长拿出所做习题，复习和练习给予反映性回应的技能。对家长的练习情况做出评价，在家长述说自己情况的时候给予他们鼓励。
  - 针对孩子的身体特征 / 最喜爱的照片——请家长分享。当家长报告他们在孩子身上发现的特征和分享照片时，对他们的感情做出回应。

_____ II. **展示玩具："游戏时光玩具清单"上的材料**（将携带的玩具用于展示，以及让家长在步骤 IV 中的角色扮演环节使用这些玩具，可以带上用以示范的亲子玩具包。）
- 简要回顾"游戏时光的玩具清单"中记载的玩具类型，不要把整个清单中的内容都念一遍。
- 示范 / 展示玩具，并简要解释为什么选择这一玩具——特别是可能令家长感到疑虑的玩具（飞镖枪和婴儿奶瓶）。治疗师可以问家长"列表里的哪样玩具让你们感到吃惊"，并解答他们的疑虑。
- 展示玩具以后，简要示范如何对正在玩这件玩具的孩子做出回应（联合带领者可以和治疗师一起进行角色扮演）。
- 讨论如何寻找便宜、二手的或免费的玩具。
- 强调玩具的重要性。要求家长承诺在下周集齐半数以上的玩具，最好集齐全部的玩具。如果他们做不到，就无法为第一次亲子游戏做好准备。
- 讨论让孩子们参与收集玩具的好处和坏处。

_____ III. **"游戏时光的基本原则"材料**
简要复习基本原则，重点强调"在一起"的态度。
我在这里，我关注着你，我理解你，我关心你，我为你感到开心！
- 家长让孩子主导游戏过程，自己跟随孩子，不提问题也不提建议。
  - 对孩子表现出极大的兴趣并密切观察孩子的言行。
  - 身体语言能够表达出兴趣和全神贯注的姿态。

- 可选：自然地与小组中的一位家长进行角色扮演，演示对着家长说话而又没有把注意力完全放在对方身上时会是什么样子，而把注意力全部放在对方身上时又是什么样子，以及使自己的脚尖跟随鼻尖的方向，在表达出这样的身体语言时说话又会是什么样子。

  大拇指原则：家长的脚尖应该跟随鼻尖。

  - 当受到孩子的邀请的时候，积极地参与到孩子的游戏中。

  - 家长不再是老师；在这30分钟里，孩子是"专家"。

- 家长的主要任务是与孩子共情。

  - 通过孩子的眼睛来观察外界和体验孩子的游戏。

  - 理解孩子在游戏中表现出的需求、感受和想法。

- 家长通过以下方式向孩子传达自己的理解。

  - 描述孩子正在做什么/玩什么。

  - 回应孩子说的话。

  - 反映孩子的感受。

- 在游戏时光内，家长只需对孩子设置少数"限制"，但是对于这些"限制"，应该清晰、坚定、一致地执行。

  - 家长要让孩子对他自己的行为负责任。

  - 设置限制是为了保障安全，防止孩子损坏玩具或破坏游戏区域，以及确保亲子游戏能够按时结束。

  - 只在必要的情况下才能设置限制。

  注：如果时间允许，简要回顾学习材料上的游戏时光的目标。

___ IV. **亲子游戏时光基本技能示范和角色扮演**

- 至少10分钟：示范（视频示范或现场示范）游戏技能，其间暂停示范，回答家长的问题。

- 10~15分钟：家长两人一组，使用玩具进行角色扮演，轮流充当家长和孩子，练习治疗师刚刚示范的游戏时光基本技能。

- 5~10分钟：治疗师针对家长在练习中难以处理的困难"场景"进行角色扮演。

  成功组织练习的小提示：

  播放视频（不要使用家长的视频）、清晰地示范如何设置游戏区域、让孩子主导（不提问题）、追踪孩子的行为以及向孩子传达**"在一起"的态度**（或针对这样的态度和技能进行现场示范）。

___ V. **选择游戏时光的时间和地点**

- 建议家长选择对孩子干扰最小的房间，并且确保在这样的房间内进行游戏时无须担心打坏或弄脏房间里的东西。

举例：如果没有合适的场所，厨房是理想的游戏地点，否则可以选择一个能关上门的空间。

- 提前确定一段固定而规律的时间。在这段时间内，家长和孩子不能受到干扰——不会接到电话也不会被其他家庭成员打扰。不要选择令孩子感到疲劳或饥饿的时间。
- 最重要的是，家长要选择令自己感觉最放松、最能对孩子表露感情的时间。
- **大拇指原则：你无法给予他人你自己没有的东西。**

  （类比：在飞机上戴好氧气面罩——先给自己戴好，再帮孩子戴好。）

  作为自己子女最重要的照看者，家长要奉献很多；通常，家长可能只是缺乏满足养育需求的内在资源。

  如果家长不能耐心地对待自己、接纳自己，也就不可能耐心地对待孩子和接纳孩子。

_____**VI. 布置家庭作业**

- 首要任务——收集"游戏时光玩具清单"上列出的玩具。进行头脑风暴，寻找收集玩具的办法和获取玩具的来源，并建议家长共享资源。
- 挑选一个固定而规律的时间段开展游戏，并且在家中找到一处不受打扰、适合开展游戏时光的地方作为游戏地点，在**下周报告游戏的情况**。需要提前确定能够形成规律的游戏时间。

  日期 / 时间：_____**地点：**_____。
- 复习"游戏时光的基本原则"学习材料。
- 补充作业：

  _____

  _____

  _____

_____**VII. 以励志的诗句、故事或大拇指原则结束本单元课程**（可选）

牢记大拇指原则

1. "家长的脚尖应该跟随鼻尖。"

2. "你无法给予他人你自己没有的东西。"要牢记在飞机上戴氧气面罩的比喻！

请谨记：飞机上戴氧气面罩这个比喻！

要切记"在一起"的态度

我在这里，我关注着你，我理解你，我关心你，我为你感到开心！

游戏时光的玩具清单

注意：用带有坚固盖子的硬纸盒或塑料箱来收纳玩具（装复印纸的盒子是很理想的，又深又坚固的盖子可以当成娃娃屋）。用旧的棉被或者毯子铺成游戏区，然后把玩具散放在四周。

现实生活类玩具（也可用于促进想象力的游戏）

- 小婴儿玩偶：不应有任何"特别"之处，可以是孩子不再玩的一个。
- 奶瓶：真正的奶瓶，在游戏中孩子可以用它来喝东西。
- 医生套装（含有听诊器）：每次游戏时光活动中，增加三个创可贴（如果有也可以增加一次性手套和绷带）。
- 玩具电话：建议准备两个用于通话，一个座机，一个手机。
- 玩偶家庭：关节可以弯曲活动的母亲、父亲、兄弟、姐妹以及宝宝等。
- 玩具钱币：纸币和硬币，信用卡（可选）。
- 一些家畜和野生动物：如果你没有玩偶家庭，可以用动物家庭替代（如马、牛一家）。
- 汽车/卡车：一两辆玩具小汽车（可以针对孩子的特别需要，如救护车）。
- 厨房用具：一些塑料盘子、杯子和餐具。

可选项

- 小的娃娃屋：用收纳玩具的盒盖——在盒盖里画上房屋分隔间、窗户、门等。
- 手偶：一种具有攻击性，一种比较温和，可以自制或购买（例如动物形状的烹饪手套等）。
- 娃娃家具：用于卧室、浴室和厨房。
- 装扮品：手持镜子、头巾、围巾，家中已有的一些小物品。

表达攻击性的玩具（也可用于促进想象力的游戏）

- 飞镖枪、一些飞镖和一个靶子：家长要知道使用方法。
- 橡皮刀：小的、可弯曲的、军用类的。
- 绳索：最好是软绳（也可以用剪掉把手的跳绳）。
- 攻击性动物玩具，如蛇、鲨鱼、狮子、恐龙，强烈推荐空心鲨鱼！
- 小玩具兵（12~15个）：需要两种不同的颜色，用来区分两个队，或好人/坏人。
- 充气击打袋（最好是小丑风格）。
- 面具：独行侠风格。
- 带钥匙的玩具手铐。

创意性的 / 表达情绪类的玩具

- 黏土：建议用一个烘焙不沾布来放黏土，这样不仅可以保持其他区域的整洁，而且还可以用作绘画的垫板。
- 蜡笔：八种颜色，折断其中几支，剥掉裹在蜡笔表面上的纸（大点的孩子可选用马克笔，但是可能会更难收拾）。
- 白纸：每次游戏时光开始前都准备几张新的。
- 剪刀：不是尖头，但要好用。
- 透明胶带：注意，孩子可能会用掉一整卷，所以多准备几个小号的。
- 鸡蛋包装盒 / 泡沫塑料碗或杯子：用来毁坏、打破，或者着色。
- 套圈游戏。
- 软海绵球。
- 铃鼓、鼓或其他小乐器。

可选项

- 一密封袋精选的艺术 / 手工材料（如彩纸、胶水、纱线、纽扣、珠子、布的边角料、生面条等，根据儿童的年龄选择材料）。
- 拼插玩具 / 一小堆各种形状的积木。
- 双筒望远镜。
- 魔法杖。
- 为每次游戏时光准备两个气球。

提示：玩具不需要是新的或贵的。避免选择超过一盒的玩具——玩具应该选小的。在有些情况下，可以根据孩子的需要和治疗师的允许再添加一些额外的玩具。如果不能在第一次游戏时光前准备好所有玩具，那么就从每个类别中选择几个——请治疗师推荐首选项。

注意：在游戏时光开始前将新玩具的包装拆掉，玩具看着要有吸引力。

寻找玩具的好地方

跳蚤市场、阁楼和储藏室、亲戚 / 朋友、十元店、杂货店和药店的玩具货架。

游戏时光的基本原则与目标

游戏时光的基本原则

1. 家长给孩子营造一种氛围，在这种氛围下，孩子可以自主决定如何使用接下来的 30 分钟的游戏时间。孩子来主导游戏，家长跟随孩子。家长跟随的方式包括：表现出浓厚的兴趣和仔细观察孩子如何玩耍，而不要给建议也不要提问；当孩子发出邀请时，家长就积极参与到游戏中来。在这 30 分钟里，你（家长）是"愚笨的"，不知答案的。由孩子来做出自己的决定，找到自己的解决方法。

2. 家长的主要任务是共情孩子：努力地透过孩子的眼睛去看见和体验孩子的游戏，从而理解孩子的想法、感受以及在游戏中表达出的意图。这项任务是通过传递下框中"在一起"的态度来实现的。

3. 接着，家长通过以下方式向孩子表达理解：（1）用言语描述孩子正在做什么/玩什么；（2）用言语反映孩子正在说的话；以及（3）最重要的是，用言语反映孩子在游戏中主动体会到的感受。

4. 家长要对孩子的行为设定一些明确而坚定的限制。限制要以能让孩子对他的行为和行动负责任的方式陈述，以帮助培养孩子的自控力，限制包括限制时间、不能破坏玩具或者损坏游戏区的物品、不能弄伤自己或者家长。只要必要的时候进行设限，但一旦设限，在所有的游戏时光中要保持一致。（我们将在接下来的几周里用一些具体事例来讲授何时以及如何设限，你也会有很多机会来练习这项非常重要的技巧。）

"在一起"的态度

你的行为，陪伴和回应中体现的**意图**是最重要的，且应该传递给孩子：

"我在这里，我关注着你，我理解你，我关心你，我为你感到开心！"

游戏时光的目标

1. 允许孩子以游戏为媒介向家长表达自己的想法、需求和感受，也让孩子感受到被理解。

2. 通过感受到被接纳、被理解和被重视，让孩子体会到自我尊重、自我价值、自信和能力感等更正向的感受，并最终发展出自控力和对行为负责，且会用恰当的方式满足需求。

3. 加强亲子关系，并且促进亲子间的信任感、安全感和亲密感。

4. 增加家长和孩子之间的游戏性和相处的乐趣。共同享受这 30 分钟的乐趣！

第3单元治疗课程大纲和家长学习资料

课程大纲

时间标记

_____ I. **进行非正式的经历分享和作业点评**
- 家长展示收集到的玩具，分享可以获取价格便宜的玩具的渠道。
- 家长告知彼此自己确定的亲子游戏的时间和地点（一定要询问具体的时间和地点）。
- 分发预约卡——一张给家长，一张给孩子（建议把卡片贴在浴室的镜子上，让孩子在刷牙时就能看到卡片）。

_____ II. **"游戏时光流程清单"学习材料**
- 简单回顾一下材料的内容，特别是为确保成功进行亲子游戏时光所需做的准备工作。要求家长至少在亲子游戏开始的两天前仔细阅读该材料。
- 请家长观看展示亲子游戏玩具配置的照片。

_____ III. **"游戏时光行为准则"学习材料**
要用到"游戏时光行为准则"的海报。
- 首先，简要查阅一下"不要"做的事项，要求家长把最难以遵守的"不要"的规定项目圈出来。

  "不要"做的事项：

  （1）不要批评孩子的任何行为；

  （2）不要表扬孩子；

  （3）不要问引导性的问题；

  （4）不要中断游戏过程；

  （5）不要提供信息或进行引导；

  （6）不要说教；

  （7）不要主动发起新活动；

  （8）不要处于被动和沉默状态。

- 接下来，要求家长查阅亲子游戏"要"做的事项，要求他们把第（1）（2）（3）（6）项圈出来。强调：这些是第一次游戏时光必须遵守的事项。

  "要"做的事项：

  （1）要布置好游戏舞台（结构化）；

  （2）要让孩子主导；

  （3）要以跟随者的身份积极参加孩子的游戏；

（4）要持续口头反映、追踪孩子的游戏过程（描述你看到的内容）；

（5）要反映孩子的感受；

（6）要设置清晰、一致的界限（列举两个简短的例子，如橡皮泥、飞镖枪）；

（7）要尊重孩子的权利并对孩子的努力给予鼓励；

（8）要积极进行口头回应。

IV. 对游戏时光中"要"做的事项进行示范

最好让家长观看视频，也可以为家长进行现场示范。

- 视频应当专注于展示"在一起"态度和"要"做的事项中的第（1）（2）（3）项；其次关注第（4）项：持续口头反映、追踪孩子的游戏过程（描述你看到的内容）。

- 若之前未举例说明，则现在要简要说明一下两个设置限制的示例（以橡皮泥和飞镖枪为例）。要着重体现如何告知限制的内容（C）和提供其他可替代选择（T）。

V. 家长组成搭档，进行角色扮演

让家长搭档练习，轮流扮演家长，演练示范中展示的技能，同时演练如何开始和结束亲子游戏。

VI. 和家长讨论如何向孩子解释"特殊游戏时光"的含义

举例：你可以告诉孩子，你之所以要和他一起共享特殊游戏时光，是因为："我正在参加特别游戏的课程，学了一些特别的招式来和你一起玩！"

VII. 安排一到两位家长在本周拍摄游戏时光的视频

提示：治疗师应该挑选你认为最可能成功实践游戏时光的一到两位家长来拍摄视频。

- 姓名 / 电话号码＿＿＿＿＿＿日期 / 时间（若在治疗室拍摄）：＿＿＿＿＿。
- 姓名 / 电话号码＿＿＿＿＿＿日期 / 时间（若在治疗室拍摄）：＿＿＿＿＿。

提醒录制视频的家长要完成家庭作业，并在家长笔记上做好记录。

VIII. 布置家庭作业

- 完成亲子游戏玩具包的收集工作——备好毯子 / 台布和其他材料（参见学习材料中的亲子游戏玩具配置的照片），并确认**所选择的时间和地点**妥善无误。为其他孩子做好安排。

- 向孩子解释为何要与他进行特殊游戏时光，然后给孩子一张预约卡（把卡片放在孩子能看见的地方：建议贴在浴室的镜子上，这样孩子在刷牙时就能看见卡片）。

- 提前 1~3 天（取决于孩子的年龄）和孩子一起制作"特殊游戏时光——请勿打扰"的标牌。孩子的年龄越小，越在临近游戏时光时制作。

- 在进行游戏时光之前需要阅读的材料：

　－"游戏时光流程清单"；

　　　　– "游戏时光行为准则"。

　　● 这周，在家和孩子进行游戏时光，你要用视频记录下自己的游戏实况并记录在游戏时
　　　光中遇到的困难和问题。

我下周会带来视频（如果在游戏室录制：我的预约日期 / 时间＿＿＿＿＿＿＿）。

＿＿＿＿IX.　以励志的诗句、故事或大拇指原则结束这堂课（可选）

牢记大拇指原则

"要做恒温器，而不是温度计。"

　　反映 / 回应孩子的想法、感受和需求，为你的孩子创造一个被理解和接
纳的舒适氛围，这将有助于避免各类问题的发生。

在这 30 分钟的游戏时光活动中，你将成为孩子的恒温器。

基本的设限

重点在于告知限制内容（C）和提供可替代解决方案（T）。

如果孩子拿起枪并指向你：

　　贾迈勒，我知道你想要用枪打我，可是我不是用来被枪打的。你可以选择打那个（指
向其他可接受的东西）。

如果孩子开始把黏土弄得满地都是：

　　露西，我知道你玩黏土玩得特别开心，但是黏土不是在地板上玩的。你可以把它放
在垫板或纸上玩。

游戏时光流程清单

根据孩子的年龄，或许需要提醒他："今天是我们特别游戏时光的日子哦！"

开始前（准备"设置舞台"）

- 安排好其他家庭成员（为实现过程中不被打扰）。
- 准备一些小点心或活动，以备游戏时光结束之后使用（见下面的"结束"项）。
- 将玩具都放在旧毯子上——保持玩具位置的可预期。
- 房间里可以看到一个钟表（或者戴手表）。
- 把宠物放在外面，或者另一个房间里。
- 让孩子在开始前去趟卫生间。
- 开始摄像。

开始时

- 孩子和家长：挂上"不要打扰"的标牌（如果游戏区有电话，也把电话线拔了）。给孩子传递的信息："这件事如此重要，**没有人**可以打断我们在一起的时间。"
- 告诉孩子："我们会有 30 分钟的特别游戏时光，你可以用你想要的很多方式玩玩具。"（声音需要传递出家长很向往这段和孩子在一起的时间。）
- **从这一刻开始，让孩子主导。**

在过程中

- 和孩子坐在同一高度，距离近到能让孩子清晰地看到你表现出对活动感兴趣的样子，但也允许孩子有足够的空间自由活动。
- 把你的眼、耳和身体全部都集中到孩子身上。（**脚尖跟随鼻尖**）传递出全然的关注！
- 总体而言，你的声音要温柔且充满关怀，但是要随着孩子游戏内容的变化而有所变化。
- 允许孩子去定义玩具［以促进假想游戏（比如：你看起来就是小车，孩子或许会觉得那是宇宙飞船），如果孩子没有给玩具命名，那你就尝试用没有具体含义的词与他交流（"这个""那个""它"）］。
- 如果孩子要求你加入，那你就要积极地与孩子玩。
- 用言语反映你所看到和听到的（孩子的游戏／活动、想法、感受）。
- 对让你感到不舒服的行为设限。
- 结束前 5 分钟，及结束前 1 分钟要分别给孩子提醒。（"**阿尼卡，我们的特别游戏时光还剩下 5 分钟了。**"）

结束

- 30 分钟一到，我站起来并表明："**我们今天的游戏时光结束了**。"只可给 2~3 分钟的延长。
- 家长来清理。如果孩子自愿清理，那孩子就可以帮忙。（如果孩子说是"清理"，却还在继续玩，那可以如下设限。）
- **如果孩子离开有困难**：
  - 打开房门，或者开始收起玩具；
  - 反映孩子不想离开的感受，但是平和而坚定地重申游戏时光已经结束（如果需要，可多次重申限制——目标是让孩子可以自己停下来）。"我知道你想要留下并继续玩玩具，但是我们今天的特别游戏时光结束了。"
  - 加入其他声明来给孩子一些期待，帮助孩子看到，虽然她不能继续玩这些特别的玩具了，但她还有其他令人愉悦的事情可以做。比如：
    "你可以在下周我们的特殊游戏时光玩这些玩具。"
    "零食时间到了，你今天想吃葡萄还是樱桃呢？"
    "我们可以到户外去玩蹦床。"

注意：当帮助孩子离开时，耐心是最主要的——可以平静地重复数次限制，以帮助孩子自己做出这个艰难的决定——结束游戏时光（关键是当你陈述限制时，你的语音语调和面部表情要表现出共情与理解）。小一点的孩子或许需要更多的时间来"听到"限制和做出回应。

永远不要把特殊游戏时间当作奖惩——无论那天孩子的表现如何！

游戏时光行为准则

家长的主要任务是对孩子的游戏表现出强烈的兴趣，并且家长要把自己的兴趣以及对孩子的想法、感受和行为的理解都通过自己的言语、行为和对孩子的全然关注表达出来。

要做

1. 设置（游戏）舞台（这是确保游戏时光可以成功进行的结构）

（1）提前准备好游戏区域（旧毯子可以用于创建出一片游戏区，同时也能保护地板；艺术/手工材料类的手工垫板，可以给黏土、画画、粘贴提供一个硬面板，并且容易清洁）。

（2）用同样的方式，将玩具沿着游戏区的周边摆放。

（3）用语言传递出特殊游戏时光的自由性："在你的特殊游戏时光中，你可以用你喜欢的很多方式来玩玩具。"

（4）通过回应"你说了算""你来决定"或者"你想它是什么，它就是什么"，**把责任还给你的孩子**，从而允许孩子去主导游戏。

2. 让孩子来主导

（1）允许孩子在游戏时光去主导，可以帮助你更好地理解孩子的世界，以及孩子对你的需要。

（2）通过回应来传递出你愿意跟随孩子的主导，你可以说："演示一下你想要我做什么。""你想我把那个穿上。""呃……"或者"我想知道……"

（3）当孩子想要你扮演一个角色时，你可以使用悄悄话技术（同谋者），你可以这么说："我应该说什么？"或者"接下来会发生什么？"（对大一点的孩子可以换个说法，用同谋者的口气说："现在发生了什么？""我是个什么样的老师？"等等）

3. 作为跟随者，积极加入孩子的游戏

（1）在积极加入游戏时，通过你的回应和行为来传递出你想要跟随孩子主导的意愿（孩子是导演，家长是演员）。"所以，我应该演老师。""你想要我当强盗，那我应该戴上黑色面罩。""现在，我应该被关在监狱里，直到你允许我出来。""你想让我把这些堆得和你的一样高。"

（2）你也可以在角色扮演游戏中使用上述提到的悄悄话技术。

4. 用言语来追踪描述孩子的游戏（描述你看到了什么）

（1）言语追踪描述孩子的游戏方式，可以让你的孩子知道你在密切关注着，你有兴趣并参与了。

（2）把你观察到的内容说出来，你可以说："你正在把它填得满满的。""你已经决定你接下来想要画画。"或者"你已经让他们用你想要的方式排好队了。"

5. 反映孩子的情绪

（1）言语可以反映孩子的情绪，帮助他们感受到被理解，并将你对他们的情绪和需求的

接纳表达出来。

（2）用反映性的回应方式："你为自己的画感到骄傲。""那有点吓到你了。""你真喜欢它的手感。""你真希望我们可以玩得久一点。""你不喜欢那样的结果。"或者说："你听起来很失望。"（**线索：仔细观察孩子的脸，来更好地识别出孩子的情绪。**）

6. 设立坚定而一致的限制

（1）一致的限制可以给孩子创造出一个安全的、可预期的环境。

（2）永远不要让孩子有伤害自己或者伤害你的机会。

（3）设限给孩子提供了一个去发展自控和自我负责的能力的机会。

（4）用一种平静、耐心而坚定的语气说："地板不是用来玩黏土的，你可以在托盘上玩。"或者"我知道你想用枪射我，但是我不是用来射的。你可以选择射那个。"（指向某个可接受的东西。）

7. 为孩子的力量欢呼，并鼓励付出的努力

（1）用言语来认可并鼓励孩子的努力会构建自尊、自信和促进自我激励。

（2）用建立自尊的回应方式："你做那个（东西）好用心！""你做到了！""你搞明白了！""你已经有了计划，知道如何把他们建起来。""你知道你想要它怎么样。"或者"听起来你很懂得如何照顾小婴儿。"

8. 言语要活跃

（1）言语活跃向孩子传达了你感兴趣，并参与了他的游戏。如果你只看不说，那你的孩子就会感到被你一直盯着。

（2）注意：当你不知道如何回应时，"嗯……"等共情的语气词同样表达了兴趣和参与。

不要做

1. 不要批评任何行为。

2. 不要表扬孩子。

3. 不要问有导向性的问题。

4. 不要允许对游戏时光的打断。

5. 不要给信息或者教知识。

6. 不要说教。

7. 不要发起新的活动。

8. 不要消极或者沉默。

记住"在一起"的态度：你的回应中体现的意图是最重要的，且应该传递给孩子："我在这里，我关注着你，我理解你，我关心你，我为你感到开心！"

提醒

这些游戏时光的技巧（你正在运用的新技巧）如果只是被机械地使用，而不是作为真诚共情与真心理解孩子的一个尝试，那么（这些技巧）也是没有意义的。你的意图与态度比你说什么话重要得多。

游戏时光的玩具照片

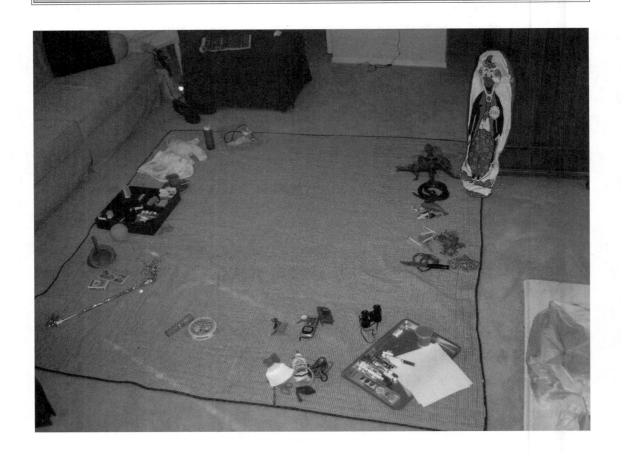

第 4 单元治疗课程大纲和家长学习资料

课程大纲

时间标记

_____ **I. 进行非正式的经历分享**

在此之后，由家长分享在游戏时光活动的事前准备过程中和游戏过程中的亮点时刻（拍摄视频的家长在最后发言）。

- 家长在介绍自己本周的情况时要注意控制时间，以保持团体流程可进行下去。
- 在非正式分享环节，家长常常反映，在过去的一周里出现过孩子情绪沮丧而家长不知道该如何回应的情况。治疗师可以在家长的陈述过程中寻找机会或者在下课时向家长传授如下大拇指原则。

  大拇指原则："当孩子溺水时，不要试图教他游泳。"

  当一个孩子情绪沮丧或者失控的时候，不是教孩子学习规则或教导的好时机。

  家长的职责是当孩子被情感淹没时"救他出来"。家长可以帮助孩子平静下来，通过自己的语言和行动，平静地传达自己愿意理解和接纳孩子的态度，从而和孩子共同调节他的感受和行为。
- 让家长介绍自己的游戏时光的情况。
- 通过鼓励家长的努力，来示范如何鼓励孩子。
- 利用家长介绍的情况来强调亲子游戏中"要"做的事项的例子；在**每位**家长的发言中寻找积极的方面加以肯定。
- 参考海报或学习材料，对家长努力遵守的亲子游戏中"要"做的事项加以鼓励。
- 抓住机会，在有类似困扰的家长之间建立联结。

_____ **II. 游戏时光录像点评与督导**

注：主要给出正向评价，把家长说过的几句话或非言语行为转化为游戏时光中"要"做的事项或另一个教学点（别忘了，甜甜圈定律也适用于家长）。

- 鼓励录制视频的家长和大家分享，当得知自己的视频要在全班面前进行展示以及录制的过程中有什么样的感受。
- 询问家长是否对游戏时光的某些部分还有疑问，或者是否有特别想要展示的片段——播放这一部分的视频。如果家长没有特别想展示的内容，那么就将视频快进约 5~8 分钟。
- 播放录像直到看到有明显的长处为止。
- 在游戏时光中，聚焦在家长自我觉察的重要性上。
- 只指出一件家长或许可以有不同做法的事。

- 播放完毕后，请家长参阅"游戏时光行为准则"的海报或学习材料，并请家长指出，在刚才播放的录像中看到了哪些游戏时光中"要"做的事项。

_____III. "设置限制：ACT 三步法，别等到为时已晚"和"设置限制：ACT 三步法实践练习题"学习材料

- 简略回顾 ACT 三步法，再次强调一致性的重要性。播放关于设置限制的视频（可选）。
- 家长负责设置游戏时光的结构：挑选游戏时间和地点，设置必要的限制并执行。
- 在家长的设限范围内，在游戏时光中，孩子为选择和决定负责。
- 简单举几个例子来说明在游戏时光中可能设置的限制。
- **大拇指原则："在游戏时光中，只在必要时才设置限制。"**
- 复习"设置限制：ACT 三步法实践练习题"，带领家长做至少两三道例题，将剩余的习题作为家庭作业布置给家长，待下周家长完成作业后再在课堂上进行讨论；需要明确指出，有哪些习题要求家长写下他们认为有必要设置的限制。
- 做好准备，为家长对玩具枪（设置限制示例中有所涉及）的顾虑组织讨论。

_____IV. 示范游戏时光的技巧和设置限制的技巧，随后进行角色扮演

- 一定要预留时间，为家长示范他们需要学习掌握的游戏时光中的技巧（视频示范或现场示范），重点示范家长觉得困难的技巧。
- 要求家长在观看示范之后，轮流充当家长和孩子的角色，设置几个家长认为难度最大的场景来进行角色扮演，其中至少要包含一个需要设置限制的情境。

_____V. "亲子关系培训摘要"

- 要求家长在本周进行亲子游戏之前回顾一下摘要的内容，温习一些有用的回应方式技巧，但是不要死记硬背。

_____VI. 安排两位家长在本周拍摄视频

- 姓名／电话号码：_____日期／时间（若在诊所拍摄）：_____。
- 姓名／电话号码：_____日期／时间（若在诊所拍摄）：_____。
- 提醒需要在本周拍摄视频的家长，在他们的"家长笔记"和"家庭作业"上做记录。

_____VII. 布置家庭作业

- 完成"设置限制：ACT 三步法实践练习题"。
- 在进行亲子游戏之前需要阅读的材料：
  - "设置限制：ACT 三步法，别等到为时已晚！"；
  - "亲子关系培训摘要"；
  - "游戏时光流程清单"（第 3 单元材料）；
  - "游戏时光行为守则"（第 3 单元材料）。

- 进行游戏时光（在每周的同一时间和地点）：
  - 填写"游戏时光笔记"；
  - 注意在本周进行亲子游戏的过程中自己内心的一个感受。

我下周会带来视频（如果在诊所录制：我的预约日期 / 时间＿＿＿＿＿＿）。

_____VIII.　以励志的诗句、故事或大拇指原则结束这堂课（可选）

牢记大拇指原则

1. **"当孩子溺水时，不要试图教他游泳。"** 当一个孩子情绪不稳定或者失控的时候，不应该强行规范他的行为或者对其进行说教。家长的职责是当孩子被情感淹没时"救他出来"。家长可以帮忙让孩子镇定下来，通过自己的语言和行动，冷静地传达自己愿意理解和接纳孩子的态度，从而和孩子共同调节她 / 他的感受和行为。

2. **"在游戏时光中，只在必要时才设置限制。"**

基本设限

先说出孩子的名字："莎拉。"

反映孩子的感受："我知道你想用枪打我……"

设限："可是我不是用来被枪打的。"

给出可接受的替代选项："你可以选择打那个（指向其他**可接受的**东西）。"

设置限制：ACT 三步法，别等到为时已晚

A- 理解感受

C- 告知限制

T- 提供替代

设限的 ACT 三步法

场景：达米安把一个充气玩偶假想成一个坏人，并拿着飞镖枪向它开枪；然后他看着你，把飞镖枪对准你，并笑着说："现在，你也是坏人中的一个！"

1. **理解**孩子的感受或渴求（你的声音需要传递出共情和理解）

达米安，我知道你觉得向我开枪也很有趣……

当孩子知道自己的感受、渴求和愿望是合理的，且能被父母接纳的（但不是所有的行为），仅仅是共情地反映孩子的感受，通常就能缓解这种感受或渴求的强度。

2. **告知**限制（具体明确，且简洁）。

可是我不是用来被枪打的。

3. **提供**可接受的替代选项（根据孩子的年龄提供一个或多个选项）。

你可以假装这个玩偶是我（指着那个玩偶），然后向它开枪。

目的是给孩子提供一个可被接受的出口来表达感受或行使最初的行为，同时给孩子一个锻炼自控力的机会。注意：用手进行明确的指示，有助于改变孩子的注意力。

什么时候设限

大拇指原则："在亲子游戏时光中，只在必要时才设置限制。"

只在需要时才设限，有四个基本（设限）原因：

- 保护孩子或家长不受伤害；
- 保护贵重物品；
- 保持家长对孩子的接纳度；
- 通过限定孩子和玩具待在游戏区，以及按时结束来体现游戏时光里的一致性。

在游戏时光中设限之前，问问自己：

- "这个限制是必要的吗？"
- "我会一致地执行这个限制吗？"
- "如果我没有对这个行为设限，我会一直允许这个行为，并接纳我的孩子吗？"

避免在家中某个需要有太多限制的区域进行游戏时光。相较于平时而言，游戏时光中的设限应

该让孩子拥有更多的自由表达。限制越少，你越容易在游戏时光中保持一致性———一致性非常重要。预先决定几个限制（练习用 ACT 三步法来设定）：不可以打父母或向父母开枪；不可以在地毯上玩黏土；不可以故意弄坏玩具，等等。

提示：孩子们其实真的理解游戏时光是"特殊的"，也知道规则是不同的——他们**不会**期待在一周的其余时间里也可以获得同样程度的许可。

怎么设限

限制不是惩罚性的，而是应被坚定、平和且基于事实地进行陈述。带着共情，理解孩子的感受或渴求（这是非常重要的一步），你可以陈述："黏土不是被用来扔在桌子上的。"语气就像你在说"天空是蓝色的"一样。不要试图强迫孩子遵守限制。

记住要提供一个可接受的替代选项。在这个方法里，孩子可以决定是接受还是打破这个限制。但是，作为家长，你的职责是一致性地执行限制。记住，要有耐心。对孩子而言，这是一个新的体验。如果有必要，可能需要重复设限 2~3 次，来让孩子重新回到自我控制的状态。

为什么设立一致性的限制

给孩子们一致性的限制，这会让他们有从身到心的安全感。这个限制孩子行为的方法，通过允许他们体验自己的选择和决定带来的后果，教他们学会自控和为自己的行为负责。游戏时光中的设限有助于孩子们学习自控，并开始学着在现实世界中进行自我克制。

一致性的限制→可预测的、安全的环境→安全感

设置限制：ACT 三步法实践练习题

A- 理解感受

C- 告知限制

T- 提供替代

示例 1

在游戏时光中用胶水进行创意制作。为了更好玩一些，她把胶水瓶放在你头上，好像她要往你头发上抹胶水。

理解感受（A） "加布丽埃勒，我知道你觉得那会很有趣……"

告知限制（C） "但是我的头发不是用来抹胶水的。"

提供替代（T） "你可以在那张纸上涂胶水。"（你的声音要匹配她的游戏性）

示例 2

游戏时光到时间了，你已经说了两次限制。因为你不愿意妥协，不允许让孩子玩得更久，他很生气，要打你。打人是不被允许的，所以立刻使用 ACT 三步法的第二步，然后再按照 ACT 三步法的第三步来设限。

告知限制（C） 坚定地说："爱德华多，我不是用来打的。"

理解感受（A） 共情地说："我知道你很生气 / 很挫败……"

告知限制（C） 坚定地说："但是人不是用来打的。"

提供替代（T） （指着充气玩偶或枕头）平和地说："你可以打这个充气玩偶或者这个枕头。"

练习

1. 在你和孩子玩击剑游戏的时候，你的孩子用泡沫剑打了你的脸。

理解感受（A） 【孩子的名字】我知道你很兴奋。

告知限制（C） 但是我的脸不是用来打的。

提供替代（T） 你可以打我的剑或者打那个充气玩偶。（指向充气玩偶）

2. 游戏时光开始 15 分钟之后，孩子说他想离开，想上楼玩电子游戏。

理解感受（A） 【孩子的名字】我知道你现在就想上楼玩电子游戏。

告知限制（C） 但是我们的游戏时光还有 15 分钟。

提供替代（T） 游戏时光结束之后，你可以玩你的游戏。

3. 孩子想当医生，要求你当病人。孩子让你把衬衣拉起来，这样他就能听你的心跳。

理解感受（A） 【孩子的名字】我知道你想让我把衬衣拉起来，这样看起来就像真的在看医生一样。

告知限制（C） 但是我的衬衣不是用来被拉起来的。

提供替代（T） 你可以隔着衬衣听我的心跳。（当你在说出这个替代方案的时候，拿着听诊器放在你觉得舒服的位置）

4. 描述一个情境，在这个情境下，你认为可能需要在游戏时光中设限。

情境：_____

_____

_____

_____

理解感受（A） _____

_____

_____

告知限制（C） _____

_____

_____

提供替代（T） _____

_____

_____

亲子关系培训摘要

记住

1. 重要的是"在一起"的态度：我在这里，我关注着你，我理解你，我关心你，我为你感到开心！

2. 非语言的重要性（面部表情和声音与语言保持一致；脚尖跟随鼻尖；身体倾向于孩子）。

3. 用反映性回应或陈述来取代问题（相信你的经验或直觉；有时候你可能不太确定，但是如果你说错了，孩子们会纠正你的）。

4. 用"你／你是…"来开始反映性回应通常是很有帮助的，可以对孩子的行为／意图给予认可。

5. 其他可以传递给孩子的回应：（1）对孩子的接纳；（2）游戏时光的自由；（3）相信孩子的游戏会带他去他需要的地方；（4）相信孩子生来就是有价值的，是值得被珍惜的；（5）有自我领导和解决问题的能力。

"你在想……"

"在这里，你可以决定。"

"你想让它是什么，它就是什么。"

"你说了算。"

"嗯，我很好奇……"

"告诉我，你想让我做什么。"

"我该说些／做些什么；下面会发生些什么？"

（悄悄话环节：孩子是导演，你是演员，没有脚本）

"你很清楚自己想要做什么。"

"你决定要去……"

"你做到了！"（你的情感强度要和孩子相匹配，这很重要）

"这正是你想要的结果。"

"你解决了那个问题。"

"你非常努力在解决问题。"

"你下定决心，一定要解决问题。"

"关于那件事，你看起来很高兴／自豪／悲伤……"

6. 治疗性地设置限制：表达你对孩子的意图／愿望有共情性的理解，并让孩子有机会学会自我控制。记住：ACT 设限三步法。

"伊萨贝拉，【理解感受（A）】我知道你很想朝那幅画射击，【告知限制（C）】但是这幅画不是用来射击的。【提供替代（T）】你可以射击那个墙上的飞镖。（指向墙）

"伊萨贝拉，【理解感受（A）】你想要在地毯上玩黏土，【告知限制（C）】但是黏土只能

在垫板上玩。"【有的时候你不需要提供替代（T）】

　　"伊萨贝拉，【理解感受（A）】你真的很想再玩一会儿，【告知限制（C）】但是我们今天的游戏时光已经结束了，【提供替代（T）】我们可以去外面玩蹦床或者去厨房拿点儿零食吃。"（提前准备好你知道你的孩子一定会喜欢的选项）

第 5 单元治疗课程大纲和家长学习资料

课程大纲

_____ I. **进行非正式的经历分享**

在此之后，点评家庭作业和游戏时光报告（拍摄视频的家长在最后发言）。

- 家长分享自己在游戏时光中觉察到的一种感受。聚焦在游戏时光中家长对自己的情绪察觉的重要性；治疗师通过反映家长的感受来做出示范。

- 家长讲述自己在亲子游戏时光中设置限制的尝试。让家长知道你会在录像播放结束之后回顾设限部分的作业。

  要记住：应当仅仅把关注点放在游戏时光中发生的事情上。家长常常喜欢讨论在日常生活中管教孩子的难处。对于家长想要讨论设置限制技能的迫切心情，治疗师应该给予理解，同时向家长保证，在今后的课堂上，会讲授在游戏时光以外的场景中如何设置限制的内容。

- 把关注点集中在**游戏时光中"要"做的事项上**（张贴**海报**，方便家长进行参考）。将家长讲述的事例与其所体现的"要"做的事项相对应，强化对于"要"**做的事项**的记忆——指出其中的困难情境，并自然而然地和家长进行角色扮演，练习如何回应孩子的表现。

- **不要忘了甜甜圈原则：要关注优点和正面事例。**要从**每一位**家长的讲述中找到值得鼓励和支持的地方，增强小组成员之间的彼此联结；帮助他们认识到自己在努力应用新技能的过程中并不是孤军奋战。

_____ II. **游戏时光录像回顾与督导**

- 观看两位家长的亲子游戏视频，流程与上周相同：关注点集中在家长做得好的地方，示范如何给予孩子鼓励，以及鼓励大家相互提出意见、建议。

- 让家长参阅"游戏时光技能清单"的内容，让家长在清单上勾选出视频中所体现出的技能。

- 在播放视频之前，鼓励录像的家长讲一讲进行游戏时光的感受。

- 播放令家长感到疑惑的片段或是家长特别想展示的片段。如果家长没有指定播放什么内容，则将视频快进 5~8 分钟。

- 播放视频，当视频中出现值得肯定的内容时暂停视频。

- 只指出一处或许可以有不同做法的地方。

- 播放完毕后，要求家长参考"游戏时光行为准则"的海报或第 3 单元发放的学习材料，让他们指出，视频中体现了哪些"要"做的事项。

- 聚焦在游戏时光中家长对于自己情绪觉察的重要性：
  - 询问家长他觉得自己在哪方面做得好；
  - 询问家长，在进行下一次游戏时光时想要提升哪一方面的技能。

_____III. **复习设置限制**

（可选）播放有关设置限制的视频。

- 复习"设置限制：ACT 三步法，别等到为时已晚！"中的 ACT 设限三步法：
  - 强调一定要完整实施设置限制的三个步骤；
  - 强调明确和简洁的限制的重要性。
- 回顾"设置限制：ACT 三步法实践练习题"：
  - 将在第 4 单元的课程或点评作业时没有讲到的情景讲解一遍；
  - 组织家长对于他们认为有必要进行设限的场景进行讨论，帮助他们以 ACT 的设限三步法对孩子的行为进行回应。
- 讲评学习材料"设置限制：为何要用 ACT 三步法"：
  - 向家长提问，每个示例传达给孩子的信息是什么；
  - 如果课上没有足够的时间，就让家长在家通读该材料。

_____IV. **示范游戏时光的技巧和设置限制的技巧，随后进行角色扮演**

- 一定要预留时间，为家长示范他们需要学习掌握的游戏时光技巧（视频示范或现场示范），重点示范家长觉得困难的技能。
- 要求家长在观看示范之后，轮流充当家长和孩子的角色，设置几个家长认为难度最大的场景来进行角色扮演，其中至少要包含一个需要设置限制的情景。

_____V. **安排两位家长在本周拍摄视频**

- 姓名 / 电话号码_____日期 / 时间（若在治疗室拍摄）：_____。
- 姓名 / 电话号码_____日期 / 时间（若在治疗室拍摄）：_____。
  提醒需要在本周拍摄视频的家长，在他们的"家长笔记"和"家庭作业"上做记录。

_____VI. **布置家庭作业**

- 给每个孩子一个三明治拥抱和三明治亲吻（治疗师进行说明并示范）。
- 在进行游戏时光之前需要阅读的材料：
  - "设置限制：ACT 三步法，别等到为时已晚！"（第 4 单元）；
  - "游戏时光行为准则"（第 3 单元）；
  - "游戏时光流程清单"（第 3 单元）；
  - "亲子关系培训摘要"（第 4 单元）。
- 开展游戏时光（在每周的同一时间和同一地点）：

– 填写"游戏时光笔记";

– 记下你觉得自己做得好的地方,并选择一项准备在下次的亲子游戏中练习的技能;

– 如果需要在游戏中设置限制,请描述当时的情况以及你说了什么和做了什么。

• 补充作业:

_____

_____

_____

我下周会带来视频(如果在治疗室录制:我的预约日期/时间_____)。

_____VII.   以励志的诗句、故事或大拇指原则结束这堂课

牢记大拇指原则

1. **"如果无法用 10 个字以内的词说清楚,就不要说了。"** 作为家长,我们总是容易向孩子做过于冗长的解释,而我们要传达的信息就会淹没在冗长的话语中。

2. **"此时此刻,我与孩子的关系才是最重要的。"** 如果不确定该怎么向孩子说或怎么做,那就问自己:"如何行动或说话才能够最大限度地维护我们的关系或者避免伤害孩子?"在当时的情况下,如果没有人能获益,或者会给亲子关系带来危害,那么就请走开,什么也别说;或者告诉孩子:"我需要点时间冷静一下,然后咱们再来谈。"这样做是最好的。

_____

设置限制：为何要用 ACT 三步法

A- 理解感受

C- 告知限制

T- 提供替代

面对不可接受的行为，讨论以下家长的典型回应中隐含的不同信息。

- 画在墙上或许不是个好主意。

  信息：*我真的不确定是不是可以画在墙上。可能可以，可能不可以。*

- 你不可以画在这儿的墙上。

  信息：*你也许可以画在别的屋的墙上。*

- 我不能让你画在墙上。

  信息：*我要为你的行为负责，而不是你对自己的行为负责。*

- 也许你可以在别的东西上画，而不是墙上。

  信息：*也许你可以在家具上画。*

- 规则就是你不能画在墙上。

  信息：*你有什么感受不重要。*

- 墙不是用来画画的。

  信息：*你想要在墙上画画，并不是说明你就是个坏孩子，而是对任何人来说，墙就不是用来画画的。*

第6单元治疗课程大纲和家长学习资料

课程大纲

时间标记

_____ I. **进行非正式的经历分享**

在此之后回顾家庭作业和游戏时光报告（拍摄视频的家长在最后发言）。

- 家长讲述自己给予每个孩子"三明治拥抱"和"三明治亲吻"的体验。
- 家长讲述自己在亲子游戏中设置限制的尝试。如有需要，可回顾"设置限制：ACT 三步法，别等到为时已晚"中的方法设限。

  记住，要把关注点仅仅放在游戏时光中发生的事情上，如果家长提出有关设置限制的问题，向他们保证，会在几周后专门讲解设置限制的内容。
- 没有在本周录制视频的家长对自己的亲子游戏的情况进行简要的介绍。重点关注家长从自己的行为中发现了哪些变化。
  - 关注点集中在**游戏时光中**"要"做的事项上（张贴"游戏时光行为准则"的海报，供家长参考）。
  - 将家长讲述的事例与其所体现的"要"做的事项相对应，强化对于"要"**做的事项**的记忆。
  - 针对家长难以处理的情形做出解答，顺势与家长进行角色扮演，练习如何回应孩子。
- **不要忘了甜甜圈原则：要关注优点和正面事例**。要从**每一位**家长的讲述中找到值得鼓励和支持的地方，增强小组成员之间的彼此联结。

_____ II. **游戏时光录像回顾与督导**

- 观看两位家长的游戏时光录像，流程与上一单元相同。播放视频，当其中出现值得肯定的内容时暂停视频。
- 示范如何给予孩子鼓励，以及鼓励大家相互提出意见、建议。
- 让家长参阅"游戏时光技能清单"上的内容，要求他们在清单中勾选出视频中所体现的技能。
- 治疗师在视频播放结束后给出自己的意见，让家长参考"游戏时光行为准则"的海报，找出视频里所包含的"要"**做的事项有哪些**。

  讨论游戏时光的情况时，家长常常会对孩子在特殊游戏时光里的玩耍行为（例如用硬物击打玩偶等）产生担心，怕他们觉得在平时也可以这样玩耍，进而误以为在日常生活中也可以殴打自己的弟弟妹妹。

  大拇指原则："在幻想中给予你在现实中无法给予的东西。"在游戏时光中，孩子可以表达出现实生活或许需要被设限的感受和愿望。

_____Ⅲ. **给予选择**

- 讲评学习材料"给予选择 101：教导承担责任与做决定"。
  - 给予孩子与他年龄相适应的选择将给孩子赋能。家长给出的选择应当是他们和孩子都可以接受的。讨论可以给孩子赋能的选项和作为后果的选项这二者有什么样的区别。
  - 给予孩子选择有助于锻炼孩子做决定的能力和解决问题的能力。
  - 给予选择能够缓解亲子之间的权力之争。

  大拇指原则："大孩子大选择，小孩子小选择。"

  给予孩子的选项必须与孩子的发育阶段相符合。
- 播放视频《选择、饼干和孩子》，建议播放 15~20 分钟，在第 7 单元课上将视频播完。
- 如果时间允许，讲解"给予选择的高级技能：提供结果选项"。

  注：可以将该视频的播放工作推迟到第 7 单元课上进行，也可以先在本单元课上播放视频的一部分，在第 7 单元课上播放完。

_____Ⅳ. **示范游戏时光技能和给予选择的技能，之后进行角色扮演**

- 一定要预留时间，为家长示范他们需要学习掌握的游戏时光技能（视频示范或现场示范），重点示范家长觉得有困难的技能。
- 要求家长在观看示范之后轮流充当家长和孩子的角色，设置几位家长认为难度最大的场景来进行角色扮演，其中至少要包含一个需要设置限制的情景。

_____Ⅴ. **安排两位家长在本周拍摄视频**

- 姓名 / 电话号码_____日期 / 时间（若在治疗室拍摄）：_____。
- 姓名 / 电话号码_____日期 / 时间（若在治疗室拍摄）：_____。
- 提醒需要在本周拍摄视频的家长在他们的"家长笔记"和"家庭作业"上做记录。

_____Ⅵ. **布置家庭作业**

- 阅读"给予选择 101：教授承担责任与做决定"和"进阶的给予选择：提供选择当作后果"。
- 阅读"家长常见问题"，标记出最令你感到疑惑的两到三个事项，或者写下材料中未涉及的但仍令你感觉难以处理的事项。
- 练习在游戏时光之外的情景中给出一个能给孩子赋能的选项 A。如果有机会，还可以给出一个作为后果的选项 B，但不可以在孩子失调 / 失控时这么做。
- A. 单纯以**有利于孩子的成长**为目的，给予孩子选择（提供两个积极的选项，两个选项都是你可以接受的，也都是孩子所期望的）。

　　发生了什么：_____

　　你说了什么：_____

　　孩子怎样回应：_____

B. 练习给出作为结果的选项（给予选择是为了帮助孩子遵循一种必要的行为规定；请家长参阅"给予选择的高级技能：提供结果选项"材料中的"奥利奥饼干理论"）。

　　发生了什么：_____

　　你说了什么：_____

　　孩子怎样回应：_____

- 在进行游戏时光之前需要阅读的材料：

　– "设置限制：ACT 三步法，别等到为时已晚！"（第 4 单元）；

　– "游戏时光行为准则"（第 3 单元）；

　– "游戏时光流程清单"（第 3 单元）；

　– "亲子关系培训摘要"（第 4 单元）。

- 开展游戏时光（在每周的同一时间和地点）：

　– 填写"游戏时光笔记"；

　– 对照"游戏时光技能清单"，记录下自认为做得好的地方，并选择一个想在下周加强练习的技能；

　– 如果需要设置限制，请描述当时的情况和你说了什么或做了什么。

- 补充作业：

_____

_____

_____

我下周会带来视频（如果在治疗室录制：我的预约日期 / 时间_____）。

_____VII.　以励志的诗句、故事或大拇指原则结束这堂课（可选）

牢记大拇指原则

1. "**在幻想中给予你在现实中无法给予的东西。**"在游戏时光里，孩子可以用行动发泄在现实生活中应当被限制的感受和愿望。例如，在亲子游戏中，孩子可以把"小妹妹"玩偶扔出窗外。

2. "**大孩子大选择，小孩子小选择。**"给予孩子的选择必须与孩子的发育阶段相符合。

给予选择 101：教授承担责任与做决定

提供孩子适合其年龄段的选择

通过允许孩子可以对各种情境有一定掌控而给他们赋能。

- 那些感觉到被更多赋能和更有掌控感的孩子更能调节自己的行为，而这就是自控的前提。
- 做选择要求孩子开发自己的内在资源，而不是依赖父母（外在资源）来制止他们的行为或解决他们的问题。
- 如果父母总在介入，孩子学到的是："妈妈或者爸爸会在我失控时制止我的"或者"爸妈会在我陷入困境时解救我的。"

向孩子列出选择提供了（让他们）做决定和解决问题的机会

- 通过练习做决定，孩子学到了为他们的选择和行为负起责任，并且意识到他们是有能力的、能胜任的。
- 给予选择能促进孩子良知的发展；当孩子被允许从他们的错误中学习，他们可以学着根据可能的后果来衡量自己的决定。

给孩子选择能减少家长和孩子之间的对抗，并且重要的是保护了亲子关系

家长和孩子都被赋能了。家长负责的或者有所控制的是提供可接受的选项，而孩子负责的或者有所控制的是他所做出的决定（在家长划定的选项中）。

给予选择的策略

- 提供适合其年龄段的选择，这些选择能被孩子和你**同时接受**。记住，你必须愿意接受孩子做出的选择。
- 不要通过给一个你想要孩子做的选择，和一个你明知道孩子不会喜欢的选择去尝试操控孩子做你想要他做的。
- 提供小选择给小孩子，大选择给大孩子。例如，三岁大的孩子，只有能力在两件衣服或两种食物中做选择。"沙莎，你想穿你的红裙子还是粉裙子去上学？""沙莎，你想在午餐里带个苹果还是橙子？"

使用"给予选择"来避免潜在的问题行为和对抗

- 选择可以被用于避免潜在问题。类似上面的例子，**给出的选择要同时被家长和孩子接受**。在这个例子中，被家长提前给出的选择避免了孩子曾经出现过的挣扎。在上面的例子中，如果沙莎每天早上穿衣时会有困难，那就在头天晚上提供穿什么衣服的选择（以避免第二天早

上的争执）；当她做了选择，就把裙子从衣柜拿出来，做好准备。

- 自己做出决定的儿童更有可能遵守决定。

- 在提供可选项时，为了避免产生问题，家长要理解他们的孩子真正挣扎的困难是什么，这点非常重要。

  – 如果你的孩子回家总是很饿，并想吃些甜食，而你希望他吃些健康的零食，那就提前准备好，在孩子要去拿冰激凌之前，你手上拿着至少两种以上你孩子喜欢的健康零食，并说：**"安东尼，我买了葡萄和樱桃当零食，你喜欢哪一个？"**

  – 或者，如果你知道你九岁的孩子放学后想直接坐在沙发上看电视，提前进行头脑风暴，为你的孩子在放学后做出其他选择而进行准备：

  > *安娜，我想了一些事情，咱们可以在晚饭前一起进行。你想去外面玩抓人游戏还是帮我一起烤个蛋糕作为今晚的甜点？*

  > **提示**：这是另一个可以通过筛除大多数不可接受的零食，并储藏健康的零食或者提前计划好可接受的放学后的活动来"构建成功"的地方。构建你的家庭环境来减少冲突，会让你和孩子都感到更加"可控"。记住：做一个恒温器。

进阶的给予选择：提供选择当作后果

孩子需要家长的引导和管教。在很多情况下，家长必须为孩子做决定——孩子还没有成熟到能为这些决定负责——比如上床时间、有关健康和安全的事项、遵守家庭政策和规则。然而，这些情况下，家长还是可以通过提供选择来给予他们的孩子某种程度的控制。父母要牢记保持和孩子的联结的重要性，当提供选择或者限制行为的时候，也要对孩子的情感状态保持足够的敏感。记得这条大拇指原则："当孩子溺水时，不要试图教他游泳。"当孩子感到沮丧或者失控的时候，他们很难听到选项和后果。先联结，然后帮助孩子平静下来（通过用舒缓的声音来反映孩子的感受来进行共同调节），然后再提供选项，或者等到晚一点的时候。

给予选择的奥利奥饼干法

例 1：

三岁的伊莎贝拉，抓一把奥利奥饼干，准备把它们吃光（马上就睡觉了，吃太多饼干不健康，而伊莎贝拉并不知道这一点，她只知道她想要饼干！）"伊莎贝拉，你可以选择留下一块饼干吃，并把其他的放回去，或者你把所有的饼干都放回去，你想选哪一个？"或者如果家长允许伊莎贝拉吃两块的话，说："伊莎贝拉，你可以吃一块或两块饼干，你想选什么？"

例 2：

六岁的奥利弗不想吃药，并且坚决地告诉了你。吃药不是选择，而是必须要做的一件事。但这样的场景中，家长还是可以说这样的话来给孩子一些控制感："奥利弗，你可以选择吃完药后喝苹果汁或是橙子汁，你想选哪一个？"

例 3：

八岁的奥马尔又累又有脾气，不想上车离开爷爷奶奶家。"奥马尔，你可以选择和爸爸一起坐在中间这排，或者和塞林一起坐在后排，你想选哪一个？"

给予选择可以用来强化家庭规则 / 政策

每次选一条作为开始。通常来说，给出两个选择——一个表述是正向的（符合规则带来的后果），另一个选择（不符合规则带来的后果）被陈述为一个后果，并且你相信你的孩子不会选择（比如放弃最喜欢的电视节目）。不符合规则带来的后果是需要有逻辑和相关性的，而不是惩罚性的，并且它一定要被执行。

例子：家里树立了这样一条家规：房间里的玩具需要在晚餐前全部收捡好（孩子看起来是记不住的，除非你不断提醒他，而家长会因为不停的提醒和冲突感到挫败。）

"我们即将在这个住所的范围内制定一项新的重要政策（用大概念的词获得孩子的注意力），如果你选择在晚餐前收拾你的玩具，你就是选择在晚餐后观看 30 分钟的电视节目；如果你选择不在晚餐前收拾你的玩具，你就是选择不在晚餐后看电视。"注意：晚餐前的 10~15 分钟一定要让孩子知道，这样他们才有时间收玩具。

　　孩子可能无法在你第一次宣布这项新政策时就遵守，因为你刚通知了他们。但重要的是，你开始允许孩子使用他们的内部资源和自我控制来记住新政策而不需要你的不断提醒（请记住，新政策的实施，是因为你感到沮丧和厌倦了唠叨）。所以，第二天晚上，家长说："尤昆和约马尔，晚餐将在 10 分钟内准备好；是时候收拾你们的玩具了。"然后家长走出去。当到吃饭的时候，父母回到房间通知晚餐。

- 如果玩具还没有收拾好——那一刻什么都不说。晚饭后，回到房间并向孩子宣布："看起来你决定今晚不看电视了。"哪怕孩子开始着急收拾玩具，他们也已选择了今晚不看电视。"哦，你在想如果你现在收拾玩具，你就可以看电视。但是规则是玩具需要在晚饭前收拾好。"当孩子恳求再给个机会时，继续坚持，平静且带着共情地陈述："我知道你多希望你选择的是晚饭前收拾好玩具，这样你就能选择现在看电视了。明天晚上，你可以选择晚饭前收拾好玩具，并选择看电视。"有的孩子会选择好几晚都连着不看电视。
- 如果孩子忙着收拾玩具，并把大多数玩具都收拾好了。家长说（家长帮着把所剩无几的玩具收好，以表现合作精神和避免推迟晚餐）："现在是时候吃饭了——看起来你选择了今天晚饭后看电视。"

与设限和后果相关的给予选择的准则

- **坚持执行后果，不妥协，也不生气。**
- 后果是只针对"今天"的——每一天（或每个游戏时光）都应该是一个崭新开始的机会；一个从过去的决定和带来的后果中学习的机会；一个使用内在资源去控制"自己"并做出不同决定的机会。
- 共情地反映孩子的选择，但仍然坚定。一致性和执行规则很关键。
- 用一种陈述事实的声音来沟通孩子的选择——如果孩子在家长的声音里听到沮丧或生气，并且相信家长是偏好其中一种选择的，就很容易带来权力之争。孩子必须能自由选择不执行规则带来的后果。

　　注意：一旦孩子达到了"失控"的状态，孩子可能就听不到并做选择了。退后一步，关注你孩子的感受，当限制孩子不可接受的行为的时候，共情地反映孩子的感受。

记住氧气面罩的类比

　　给予选择或者设限的时候，你（父母）必须保持平静并注重和孩子的关系，这是为了让孩子能够意识到他们能做出真正的选择，并且不会陷入权力之争。父母保持平静、中立，注重和孩子的关系。你希望孩子能成功地做出选择！

游戏时光中的常见问题

问：我的孩子注意到我在游戏时光中说话和平时不同，并要求我和平时一样，我该怎么做？

答：说"你觉得我说话和平时不一样，是因为这是我用来让你知道我听到了你在说什么的方式。记得吗？我正在上一个特别的课来学习如何和你玩。"（孩子可能会说他注意到了家长的不同；对用言语表示关注感到惊讶；对太多的言语反映感到恼怒；或者说他注意到了家长反映性回应的不同。这个孩子或许会说他不想要家长改变，因为这意味着他要针对家长新的回应方式做出调整和改变。）

问：我的孩子在游戏时光中问很多问题，并对我的不回答表示不满。我该怎么做？

答：我们总是从反映孩子的感受开始："你生我的气了。"有时候当家长改变了回应的典型方式时，孩子会感到不安全和生气，因为他不知道该如何回应。你的目标是鼓励孩子自力更生和自我接纳。"在我们的特殊游戏时光，你想要答案是什么，就是什么。"比如，你的孩子可能问"我该画什么？"你想要孩子知道特殊游戏时光里，他来决定他画什么，所以你回应"你已经决定要画画，在这个特殊游戏时光，你可以画你决定要画的任何东西。"我们的目标是给孩子赋能，让孩子发现他们自己的优势。

问：我的孩子就是纯玩，我做错了什么吗？

答：没错。你的孩子本该在这段时间想干什么就干什么。在特殊游戏时光里，你和孩子构建的关系比孩子是否在解决一个问题重要多了。当你和孩子的关系加强了，你孩子的问题也会减少。你的孩子还可能以你没意识到的方式在游戏中解决问题。记着邦迪创可贴那一课。你在游戏时光中做的是有用的，哪怕你没看到任何变化。孩子在游戏时光中与家长或治疗师所做的事，会让他们有改变，即便我们并不清楚他们在解决什么问题。在特殊游戏时光中，你的工作就是跟随孩子的主导并且不评判，理解和接纳你的孩子。你共情式的回应会帮助孩子专注于对他们来说重要的议题。

问：我觉得无聊。做这个的价值是什么？

答：在游戏时光里觉得无聊并不少见，因为家长都有繁忙的安排，总是忙着干什么，并不习惯坐下和孩子安静地互动 30 分钟。你可以通过回应你在孩子的脸上看到了什么，问自己一些问题，比如"他的感受是什么""在游戏中他想表达什么""他对我有什么需要"或者"玩具和游戏里有什么让他觉得如此有兴趣"，以及做更多的追踪式回应和反映性回应，来增加你的兴趣和在孩子游戏中的参与度。你能做的最重要的事是继续对游戏时光的过程保持耐心。

问：我的孩子对我的评论没有回应。我怎么知道我做对了？

答：通常你做对的话，孩子会让你知道。如果孩子没有对你的反映做出回应，你或许想要探索他可能有的其他感受或者传递出你正尝试去理解。比如，如果你反映说："你真的很生气！"而你的孩子没有回应，那你或许会说"或者你可能不是感到生气，或许你只是感到真的很强大和有力量"。如果你的孩子还是不回应，你或许说"或许也不是这个。我在想你的感受是什么"。

问：什么时候我可以问问题，什么时候不能问问题？

答：绝大部分时候，问题都要重新组织成陈述句。比如"我好奇这件事是不是在你身上发生过"，而不是"这事儿在你身上发生过吗"。在特殊游戏时光里唯一可以问的一类问题是"舞台上的悄悄话"，比如"我该说什么？"

问：我的孩子讨厌特殊游戏时光。我是不是不该继续？

答：沟通理解总是重要的。说"你不想要特殊游戏时光。你情愿做点别的。我们只做 10 分钟特殊游戏时光吧，然后你可以决定你是继续玩特殊游戏时光还是干点什么别的。"这个回应帮助你的孩子感到被理解，并且感到（事情）在控制中。当孩子在一段关系中体会到掌控感的时候，一般更有可能会妥协。绝大多数例子中，孩子可能会开始玩，并随后决定剩下的游戏时间也继续玩。

问：我的孩子想要更长的游戏时间。我应该延长时间吗？

答：哪怕你的孩子觉得很好玩，也要坚持时间的限制，因为这会促进一致性，给你一个机会练习坚定，并为孩子提供一个发展自控力的机会来结束一个自己非常喜欢的游戏时光。使用 ACT 三步法设限，确保你理解你孩子的感受。比如，你可以说："你真的玩得很开心，并希望多玩一会儿，但是我们今天的特殊游戏时光结束了。我们下周二继续。"如果你的孩子坚持，你可以说："乔尹，我也希望我们有更多的时间。但是今天的 30 分钟时间已经到了。我们下周二还会有另一个游戏时光。"

问：我的孩子在一周中的其他时间还想玩那些玩具，可以吗？

答：只允许你的孩子在 30 分钟的特殊游戏时光中玩这些玩具，这样做能帮助你传递这样的信息，即这是个特殊时光，即这个时间是只有你们两个的快乐时光。将玩具区分开使得特殊游戏时光独特且更被期待。另一个原因是这个与孩子在一起的时间也是一个情感关系时光；玩具成为情感关系的一部分，你的孩子在其中，因为你做的那些共情化的回应，可以通过玩具表达和探索情绪的信息。同样的情绪探索不会发生在其他的游戏时光，因为你不会在那儿表达你对孩子游戏的理解。还有一点，只在特殊游戏时光被允许玩这些玩具，可以帮助你的孩子学会延迟满足。如果不让孩子玩这个特殊玩具盒对你来说有困难，你可以尝试把它放在孩子看不到的架子上或者衣柜里。如果还不行，可以把它锁在你的车后备厢里。

问：我的孩子想要我在游戏时光里朝他射击，我该做什么？

答：设限。如果你的孩子说"我是个坏人，用枪打我"，那你就要说："我知道你想要我向你射击，但你不是用来射击的。我可以假装你是个坏人正要逃跑，然后我来抓你，或者你可以画一幅坏人被枪击的画。"

问：_____

_____

_____

_____

第 7 单元治疗课程大纲和家长学习资料

课程大纲

时间标记

_____ I. **进行非正式的经历分享**

在此之后，**点评家庭作业和游戏时光报告**（拍摄视频的家长在最后发言）。

- 复习"给予选择 101：教授承担责任与做决定"。家长报告在游戏时光以外的情境中练习给予孩子选择这一家庭作业的完成情况时，再次强调基本概念。

- 将在第 6 单元没有播放完的视频《选择、饼干和孩子》播放完。

  注：家长在管教孩子和维护家庭规矩及日常规则时，可能难以保持前后一致。要提醒家长，对于孩子来说：

  家长保持前后一致→可预测性→安全感→孩子感到安全和被爱！

- 根据需要复习"进阶的给予选择：提供选择当作后果"。如果家长提问，当孩子不遵守限制时该如何给予选择，治疗师可以就提供选择作为后果来组织简单的讨论，并告诉家长，会在第 9 单元的课上深入讲解这一进阶技能。

- 简略回顾"家长常见问题"。询问家长，他们最顾虑的事项是什么，以及除此之外，他们是否有别的顾虑。以此为机会，复习"积极倾听、设置限制、给予选择"等技能内容。

- 没有在本周录制视频的家长对自己的游戏时光情况进行简要的介绍，要求家长重点讲述从他们自己的行为中发现了哪些变化。

  重点探讨在**游戏时光中"要"做的事项**。采用家长叙述中的例子来强调"**要**"做的事项。和家长进行角色扮演，练习如何应对困难的情况。**牢记甜甜圈原则：鼓励和支持！** 从每位家长的讲述中找到值得鼓励的地方。加强小组成员的联结。

_____ II. **游戏时光录像点评与督导**

- 观看两位家长的游戏时光录像，流程与上周相同。播放视频，当其中出现值得肯定**的地方**时暂停视频。

- 示范如何给予孩子鼓励，以及鼓励大家相互提出意见、建议。

- 让家长参阅"家长笔记"的"游戏时光技能清单"，要求他们在检查单上勾选出视频中所能体现的技能。

- 当治疗师暂停视频给出反馈的同时，让家长参考"游戏时光行为准则"的海报，找出视频里反映的"**要**"做的事项有哪些。

- 强调在游戏时光中，家长对自己的表现和感受保持自我察觉的重要性：

  – 询问家长他觉得自己在哪方面做得**好**；

– 询问家长，在下周进行游戏时光时，准备重点练习哪个方面的技能。

_____ III. **关于自尊心培养的学习资料："建立自尊的回应"**
- **大拇指原则："永远不为孩子做他们力所能及的事。"**
  如果家长替孩子做了他力所能及的事，就会剥夺孩子自行探索的快乐，他就无法了解自己的能力。不放手让孩子去尝试，家长就永远不会知道孩子有多大的能力！

_____ IV. **示范游戏时光技能和给予建立自尊的回应技能，随后进行角色扮演的练习**
- 一定要预留时间，为家长示范他们需要学习掌握的游戏时光技能，重点示范家长觉得困难的技能。
- 要求家长在观看示范之后设置几个令他们感到最难以应对的情景，开始进行角色扮演的练习，其中至少要包含一个需要给予建立自尊的回应的练习情景。

_____ V. **安排两位家长在本周拍摄视频**
- 姓名／电话号码_____日期／时间（若在治疗室拍摄）：_____。
- 姓名／电话号码_____日期／时间（若在治疗室拍摄）：_____。
- 提醒需要在本周拍摄视频的家长在自己的"家长笔记"和"家庭作业"上做记录。

_____ VI. **布置家庭作业**
- 阅读"建立自尊的回应"，在进行游戏时光的**过程中**练习至少给予一次建立自尊的回应，并在游戏时光**之外的情景中**再练习一次。
  在游戏时光之外的情景中发生了什么：_____
  你说了什么：_____
  孩子如何回应的（语言或非语言的）：_____
- 给你正在关注的孩子和家里的其他孩子都写一张便条，指出孩子身上所具备的一个令你很欣赏的积极性格品质。写下如下的话：
  "亲爱的_____，我正在想着你，我在想你是如此地_____（体贴、负责人、贴心、有爱心等）。我爱你，_____（妈妈／爸爸）留。"
  待孩子看过便条之后（或者在你把便条读给孩子听之后），用你自己的话对孩子说："这是一种很重要的品质，我们应该把这张便条贴在冰箱（或公告板等）上。"
  提示：不要对孩子的回应抱有什么期待。
  至少在接下来的三周，每周都写一张便条（建议把第一张便条邮寄给孩子）。构想一些有创意的地方，用来放置便条，等着孩子去发现。例如，可以将便条放在午餐饭盒里。
  写便条的做法可以有意地让孩子知道他们是特殊的，而且知道你看到了他们身上积极正面的性格品质。通过这种做法，你会强化孩子的自我认知，便条上写的"你很负责任"会内化为孩子的认识："我很负责任。"

当你观察到孩子展现出一种积极的性格品质时，要做出真诚的反馈。例如，你观察到孩子把自己的零食分享给了兄弟姐妹，你就可以这样回应："阿利娅，你把零食分给杰瑞，真是太体贴了。"

- 在进行游戏时光之前需要阅读的材料：
  - "设置限制：ACT 三步法，别等到为时已晚！"（第 4 单元）；
  - "游戏时光行为准则"（第 3 单元）；
  - "游戏时光流程清单"（第 3 单元）；
  - "亲子关系培训摘要"（第 4 单元）。
- 进行游戏时光（在每周的同一时间和地点）：
  - 填写"游戏时光笔记"；
  - 对照"游戏时光技能清单"，记录下自认为做得好的地方，并选择一项准备在下次游戏时光中加强练习的技能；
  - 记录使用建立自尊的回应的情况；
  - 如果需要设置限制，请描述当时的情况和你说了什么或做了什么。
- 补充作业：

  _____

  _____

  _____

我下周会带来视频（如果在治疗室录制：我的预约日期 / 时间_____）。

_____ **VII. 以励志的诗句、故事或大拇指原则结束这堂课**（可选）

建议阅读《破茧成蝶：一个真实的故事》（*The Struggle to Become a Butterfly: A True Story*）。

不要忘了

蝴蝶：不经磨砺，无以振翅！

牢记大拇指原则

"永远不为孩子做他们力所能及的事。"

如果家长替孩子做了他力所能及的事，就会剥夺孩子自行探索的快乐，他就无法了解自己的能力。不放手让孩子去尝试，家长就永远不知道孩子有多大的能力！

建立自尊的回应：发展孩子的胜任力

牢记大拇指原则

"永远不为孩子做他们力所能及的事。"

当你为孩子代劳时，你就剥夺了孩子发现乐趣及获得胜任感的机会。

不放手让孩子去尝试，家长就永远不知道孩子有多大的能力！

家长要想帮孩子发展出积极正向的"自我"感，不仅要给孩子爱和无条件的接纳，还要帮孩子获得胜任感及能力感。要想做到这点，首先，父母要允许孩子去体验发现、琢磨及解决问题是什么样的。家长通过允许孩子在问题中有所挣扎，并给予鼓励（鼓励与表扬的区别在第8单元中会有详细介绍），来展现其对孩子及孩子能力的信心。对大部分家长来说，允许孩子在问题中挣扎是很难的，但这又是让孩子真正感受到自己有能力所必不可少的过程。下一步帮助孩子发展出认为自己是有胜任力和有能力的积极视角，就要学着用认可孩子的想法、努力及成就的方式去回应，而不是用表扬。

在游戏时光中可用的建立自尊的回应

"你做到了！"　　　　　　　　"这就是你决定它们要放在一起的方式。"

"你弄明白啦。"　　　　　　　"你知道你想让那个看起来是什么样子。"

"你喜欢这个成品。"　　　　　"你没放弃——你决定把它弄明白。"

"你决定……"　　　　　　　　"……该怎么做，你心里已经有个计划了。"

例1：

孩子一直在尝试打开黏土的盒盖，并且终于将其打开了。

家长回应："你做到了！"（你语音语调中的情感要匹配孩子的情感强度，不要过分热情）

例2：

孩子一直在尝试打开黏土的盒盖，但是怎么也打不开。

家长回应："你决心把这个打开！"

例3：

孩子很艰难地想把子弹塞到枪膛中，用各种方法推，终于把子弹上好了。

家长回应："你弄明白啦。"

例 4：

孩子花了些时间画画、剪纸，然后粘贴出一幅很普通的"艺术品"，完成后，带着微笑展示给你看。

家长回应："你真的很喜欢这个成品。"

例 5：

孩子正在小心翼翼地排兵布阵，并告诉你在这场即将展开的战斗中，有什么事情将要发生，而其中一方将如何匍匐前进等。

父母回应："你已经有一个计划了，这一队将……"或"你已经全部计划好了"。

请注意：如果你的孩子常常自己试都没试，就要你帮他做，那就请治疗师（讲师）用角色扮演的方式来示范：对于孩子自己有能力解决的事情，如何将责任归还给他。

化茧成蝶的挣扎：一个真实的故事

我的一个邻居家曾有两只马上要孵化的茧。他们看到第一只茧正在孵出，那只蝴蝶在茧壳里非常缓慢且痛苦地往外挤，想要从它之前咬的茧的一端小洞里出来。它钻出来后，筋疲力尽，躺了 10 分钟左右，之后这只蝴蝶终于扇着它美丽的翅膀，从打开的窗户中飞了出去。

这家人决定帮助第二只蝴蝶，这样它就不必经历如此痛苦的磨难了。因此，当它开始往外挤的时候，他们用刀片小心翼翼地划开了茧，就像剖宫产那样。但第二只蝴蝶从未有机会展翅——10 分钟过后，它没能飞走，而是静静地死去了。

这家人询问他们的一位生物学家朋友，到底怎么回事。科学家说，蝴蝶从小洞里往外挤的挣扎过程，其实会将蝴蝶体腔深处的液体推入翅膀微小的毛细血管中。这将帮助翅膀硬化，以完成由茧向一只健康而美丽的成年蝴蝶的蜕变。

请记住：不经磨砺，无以振翅！

积极性格品质

有情感的	勇敢的	平静的	谨慎的
关心人的	聪明的	富于同情心的	自信的
体贴的	合作的	有勇气的	有创造力的
独立的	果断的	有同理心的	精力充沛的
热情的	友善的	有趣的	慷慨的
温和的	有运动精神的	乐意助人的	诚实的
谦虚的	有洞见的	愉悦的	和善的
充满爱的	忠诚的	谦逊的	整洁的
耐心的	能坚持的	有礼貌的	守时的
可靠的	足智多谋的	尊重人的	负责任的
敏感的	真诚的	灵巧的	支持的
有团队精神的	深思熟虑的	可信赖的	独特的

第8单元治疗课程大纲和家长学习资料

课程大纲

时间标记

_____ I. **进行非正式的经历分享**

在此之后，点评家庭作业和游戏时光报告（拍摄视频的家长在最后发言）。

- 家长对于写便条来指出孩子的性格品质这一情况进行介绍。
  介绍一定要简短，提醒家长，不要期待得到孩子的明显回应。
- 家长对于在游戏时光**之外的情景中**练习给予孩子建立自尊的回应这一情况进行介绍。
  家长对于在进行游戏时光的**过程中**给予孩子建立自尊的回应这一情况进行介绍，并顺势介绍游戏时光的情况。
- 没有在本周录制视频的家长对游戏时光的情况进行简要的介绍，重点关注家长从自己的行为中发现了什么变化。重点强调**游戏时光中"要"做的事项**。采用家长叙述中的例子来强调"要"做的事项。和家长进行角色扮演，练习如何应对困难的情况。**牢记甜甜圈原则："鼓励和支持！"**

_____ II. **游戏时光录像点评与督导**

- 观看两位家长的游戏时光录像，流程与上周相同。要求家长指出他们从视频中看到的哪些内容与**"要"做的事项**相对应。
- 请家长参阅"家长笔记"的"游戏时光技能清单"，要求家长在检查单上勾选出视频中所体现的技能。
- 在治疗师暂停视频给出反馈的同时，让家长参考"游戏时光行为准则"的海报，找出视频里反映的"要"做的事项有哪些。

_____ III. **讲解"鼓励 vs 表扬"**

- 表扬会促使孩子为了得到夸赞（表现好、成绩好等），而依赖于源自外部的评价和激励。
- 只有当孩子达到了家长期望的时候才能受到表扬。
- 鼓励聚焦在孩子的奋斗和贡献上，能促进孩子的自我激励和形成内在自我评价。
- 鼓励聚焦在孩子付出的努力和艰辛，不论孩子是否达到了家长的期望都可以予以鼓励。
- **大拇指原则："鼓励付出的努力，而不是表扬结果。"**孩子需要鼓励，就像植物需要水一样。
- 讲解学习材料中列举的几个最适合在游戏时光中给予鼓励性回应的例子。

注：在所有的亲子关系治疗技能中，家长最难掌握的就是用鼓励代替表扬的技能。要理解他们的疑惑，提醒他们，目前只需要在游戏时光中练习给予孩子鼓励的方法，可以开始在游戏时光之外的情景中寻找一些合适的机会，有意地给予孩子鼓励性回应。

_____ IV. **示范游戏时光技能和给予鼓励性回应的技能，之后进行角色扮演的练习**

- 一定要预留时间，给家长示范他们需要学习掌握的游戏时光技能，重点示范家长觉得困难的技能。
- 要求家长在观看示范之后，设置几个他们认为难度最大的情景，开始进行角色扮演的练习，其中至少要包含一个需要给予鼓励性回应的练习情景。

_____ V. **安排两位家长在本周拍摄视频**

- 姓名 / 电话号码_____日期 / 时间（若在治疗室拍摄）：_____。
- 姓名 / 电话号码_____日期 / 时间（若在治疗室拍摄）：_____。
- 提醒需要在本周要拍摄视频的家长在他们的"家长笔记"和"家庭作业"上做记录。

_____ VI. **布置家庭作业**

- 阅读"鼓励 vs 表扬"，在游戏时光中练习至少给予一次鼓励性回应。另外，在游戏时**光之外的情景中**练习至少给予一次鼓励性回应。

  在游戏时光之外发生了什么 / 孩子说了什么：_____

  你说了什么：_____

  孩子如何回应的（语言的或非语言的）：_____

- 写下一个你在游戏时光**之外的情景中**感到难以应对，希望获得帮助的事项。

  _____

- 在进行游戏时光之前需要阅读的材料：
  - "设置限制：ACT 三步法，别等到为时已晚！"（第 4 单元）；
  - "游戏时光行为准则"（第 3 单元）；
  - "游戏时光流程清单"（第 3 单元）；
  - "亲子关系培训摘要"（第 4 单元）。
- 开展游戏时光（在每周的同一时间和地点）：
  - 填写"游戏时光笔记"；
  - 记下你觉得自己做得好的地方，并选择一项准备在下次的游戏时光中加强练习的技能；
  - 记录给予鼓励性回应技能的应用情况。
- 补充作业：

  给你正在关注的孩子和家中的其他孩子写第二张便条，指出孩子身上所具备的另外一个令你欣赏的性格品质（放置便条的方式要多变，例如可以放在孩子的午餐盒里，贴在浴室的镜子上，放在孩子的枕头上或者压在孩子的晚餐盘子下面等)。

我下周会带来视频（如果在治疗室录制：我的预约日期 / 时间＿＿＿＿）。

_____VII. 以励志的诗句、故事或经大拇指原则结束这堂课（可选）

牢记大拇指原则

"鼓励付出的努力，而不是表扬结果。"

孩子需要鼓励，就像植物需要水一样。

＿＿＿＿＿＿＿＿＿＿＿＿＿＿＿＿＿＿＿＿

鼓励 vs 表扬

牢记大拇指原则

"鼓励付出的努力，而不是表扬结果。"

表扬：虽然表扬和鼓励都集中在正向的行为上，看起来也是相同的过程，但表扬实际上会助长孩子的依赖性，因为它教孩子去依赖外部的控制或激励资源，而不是自我控制和自我激励。表扬是通过外部奖励来激励孩子的一种尝试。事实上，父母表扬孩子时会说："如果你做了我认为好的事情，你会得到我的认可及重视作为奖励。"过分依赖表扬会产生严重的影响。孩子们开始相信他们的价值取决于别人的意见。表扬是指对孩子进行价值判断并注重外部评价的话语。

例子："你真是个好孩子。"孩子可能会想："只有当我很好的时候，我才会被接纳吗？"

"你的成绩得了'优'。太棒了！"孩子们会不会推想："只有我得了'优'，我才有价值？"

"你做得很好。""我为你感到骄傲。"传递的信息是：父母的评价比孩子的评价更重要。

鼓励：注重内在评价和孩子做出的贡献，以促进孩子自我激励和自我控制的发展。鼓励式的父母教育孩子接受自己的不足，从错误中学习（错误是学习的好机会），对自己有信心，通过产生贡献来感到自己是有用的。对孩子们的努力做出评论时，注意不要对他们所做的事情作价值评判。在这时，要警觉地从你的词汇中删除带有价值评判色彩的词（如好的、棒的、优秀的，等等）。取而代之的，是用鼓励的话来帮助孩子相信自己。鼓励的重点是努力，且可随时给予。当孩子感到自己的努力被鼓励、重视和欣赏时，会发展出坚持和有决心的品质，并且他们往往会成为很好的问题解决者。

注意：家长的声音应该与孩子的情绪强度相匹配；如果孩子感到很兴奋，因为在考试中得了"优"，家长也应兴奋地回应："你真的为此感到骄傲！"在活动后庆祝（基于孩子对所得成就的自豪感），而不是用奖励（外部激励使孩子取得成就）来表达对结果的认可。在以上的例子中，家长可以加一句："听起来像是有要庆祝的事；让我们做个蛋糕吧！"或"你选餐厅，我来请客！"

认可努力和进步的鼓励性短语：

- "你做到了！"或者"你想明白了！"
- "你真的很努力。"
- "你没有放弃，直到你弄明白了。"
- "看看你取得的进展……"（具体地说）
- "你回答这些有关于运动的问题，真的很快！"

显示信心的鼓励性短语：

- "这个有难度，但我相信你会弄明白的。"

- "我对你有信心。你会弄明白的。"
- "听起来你有一个计划了。"
- "听起来你很了解_____"

聚焦于贡献，有价值的地方和欣赏的鼓励性短语：

- "谢谢，这真的帮了大忙！"
- "你想得真周到，_____"或"我很欣赏你，_____"
- "在_____方面你有诀窍，你可以帮我搭把手吗？"
- "这需要花费很大的勇气，你做到了！"

总的来说，鼓励是：

- 重视和接纳孩子原本的样子（不给接纳设定条件）；
- 指出行为中的积极方面；
- 表达对孩子的信心，使他们能相信自己；
- 认可孩子的努力和进步（而不是对结果有要求）；
- 对孩子做出的贡献表达欣赏。

第9单元治疗课程大纲和家长学习资料

课程大纲

时间标记

_____ I. **进行非正式的经历分享**

在此之后点评家庭作业和游戏时光报告。

- 家长对于自己在游戏时光中**练习给予鼓励性回应**的情况进行介绍。如果家长提到了在游戏时光**之外的情景中**给予鼓励性回应的情况，请他们在以后讨论游戏时光之外的技巧时，分享这些内容。

- 没有在本周录制视频的家长对自己的游戏时光情况进行简要的介绍，要求家长重点讲述从他们自己的行为中发现了哪些变化。重点强调**游戏时光中"要"做的事项**。（让家长参考海报的内容）采用家长叙述中的例子来强调**"要"**做的事项。和家长进行角色扮演，练习如何应对困难的情况。**牢记甜甜圈原则："鼓励和支持"。**

_____ II. **游戏时光录像点评与督导**

- 示范如何给予鼓励，以及鼓励大家相互提出意见、建议。

- 让家长参阅"家长笔记"的"游戏时光技能清单"，要求他们在检查单上勾选出视频中所体现的技能。

- 继续参阅"游戏时光行为准则"的学习材料和海报。

- 如果家长提出有关设置限制的问题，就和大家复习设置限制的内容，并且讨论当孩子在游戏时光中不遵守限制时可使用的进阶性设置限制的策略。

_____ III. **游戏时光之外的技能运用**

- 邀请家长就第8单元的家庭作业"游戏时光之外的技巧"进行讨论。

- 治疗师回顾在过去八周里所记录的家长表达的各种顾虑，询问家长，目前依然困扰他们的顾虑有哪些。简短地讲解如何利用亲子关系治疗的技能来化解顾虑（在第10单元会展开进一步的探讨）。

- **大拇指原则："不要试图立刻改变一切！"**
  要聚焦在那些最终有利于孩子建立积极自尊，让孩子感觉自己有能力和有用的"大"问题上。

- 探讨如何在游戏时光之外的情景中设置限制（家长请参阅"家长笔记"的"对于在游戏时光之外的情境运用设置限制技能的归纳"）。和家长一起回顾案例。
  注：这一话题一般都会引起家长的热烈讨论！理解他们的顾虑，告诉他们，需要耐心和多加练习才能掌握这项技能。

- 大拇指原则：
  - 没有限制，就没有安全；
  - 一致的限制 = 安全稳固的关系。

  如果不能贯彻到底，家长就会失去信用，伤害自己与孩子之间的关系。
- 家长常常反映他们的孩子难以自我调整，从而适应新的情况和新的生活规律。治疗师应与家长讨论该如何反映孩子的感受和理解孩子的顾虑，而非尝试解决问题。如果时间允许，简短讨论一下"结构式玩偶游戏"的有关知识，承诺在下周为家长带来学习材料。虽然这不是一种具体的亲子关系治疗技能，但能够帮助孩子预测接下来会发生什么，让孩子拥有一些掌控感。
- 要牢记：可预测性 = 安全感。

IV. 示范游戏时光技能，随后进行角色扮演的练习（可选）

- 一定要预留时间，为家长示范他们需要学习掌握的游戏时光技能，重点示范家长觉得困难的技能。
- 请家长设置几个他们认为难度最大的情景来进行角色扮演。一般来说，家长对设置限制缺乏信心，特别是在游戏时光之外的情景中设置限制。

V. 安排两位家长在本周拍摄视频

- 姓名 / 电话号码：＿＿＿＿＿＿日期 / 时间（若在治疗室拍摄）：＿＿＿＿＿＿。
- 姓名 / 电话号码：＿＿＿＿＿＿日期 / 时间（若在治疗室拍摄）：＿＿＿＿＿＿。
- 提醒需要在本周要拍摄视频的家长，在他们的"家长笔记"和"家庭作业"上做记录。

VI. 布置家庭作业

- 复习"高阶设置限制：提供选择当作后果"，对于在游戏时光之外的情景中设置限制的情况进行归纳。设想这样一种情况，在游戏时光中，孩子难以遵守限制（或曾经不遵守过），在讲义"高阶设置限制：提供选择当作后果"中对这种情况加以回应。
- 记录一次在本周的游戏时光之外的情景中使用 ACT 三步法设置限制的情况：
  发生了什么：＿＿＿＿＿＿＿＿＿＿＿＿＿＿＿＿＿＿＿＿＿＿＿＿＿＿＿＿；
  你说了什么：＿＿＿＿＿＿＿＿＿＿＿＿＿＿＿＿＿＿＿＿＿＿＿＿＿＿＿＿；
  孩子的回应（口头或非口头）如何：＿＿＿＿＿＿＿＿＿＿＿＿＿＿＿＿＿＿。
- 记录在游戏时光之外的情景中，你与孩子发生身体接触（拥抱、拍头、抚摸手臂等）的次数，本周继续记录身体接触的次数：＿＿＿＿＿＿＿＿＿＿＿＿＿＿。
- 一个相关的作业：和孩子一起玩摔跤游戏（例如：在有年龄较小的孩子的双亲家庭中，妈妈和孩子可以偷偷接近爸爸，试着将爸爸摔在地上，过程中伴随着欢声笑语）。
- 报告本周在游戏时光之外的情景中使用 CPR 法给予回应的情况。哪些时候的情况比较顺利，哪些时候不顺利？ _____。

- 在进行游戏时光之前需要阅读的材料：
  - "设置限制：ACT 三步法，别等到为时已晚！"（第 4 单元）；
  - "游戏时光行为准则"（第 3 单元）；
  - "游戏时光流程清单"（第 3 单元）；
  - "亲子关系培训摘要"（第 4 单元）。
- 开展游戏时光（需要在同一时间和地点）：
  - 填写"游戏时光笔记"；
  - 记下你觉得自己做得好的地方，并选择一项准备在下周的游戏时光中加强练习的技能；
  - 记录设置限制的情景以及你是如何回应的。
- 附加作业：
  给你正在关注的子女和家中的其他孩子写第三封便条，指出孩子身上所具备的另外一个令你欣赏的性格品质（便条的放置地点要多变）。

我下周会带来视频（如果在治疗室录制：我的预约日期 / 时间_____）。

_____VII. 以励志的诗句、故事或大拇指原则结束这堂课（可选）

牢记大拇指原则

1. **"没有限制，就没有安全。"** 一致的限制 = 安全稳固的关系。如果不能贯彻到底，家长就会失去信用，伤害自己与孩子之间的关系。

2. **"不要试图一次解决所有问题！"** 把精力集中在"大"问题上，这些问题需要对于孩子能否树立积极的自尊心以及感受到自己有能力和"有用"而言，具有最大的影响力。

高阶设置限制：提供选择当作后果

游戏时光案例：家长说这些橡皮泥是在托盘上玩的，刚说完，五岁的比利就把橡皮泥扔在了地板上。

第一步：家长按照 ACT 三步法来设限："比利，我知道你想在那边玩橡皮泥，但是地板（地毯等）不是用来放橡皮泥的，（指着托盘）托盘才是用来放橡皮泥的。"比利没有理家长，开始在地板上玩橡皮泥。

第二步：家长可以耐心地重申限制，最多三次，然后开始第三步。

注意：这个案例（最多重申三次限制）假设父母已经为游戏时光选择了一个地点，在游戏时光结束后，父母是很容易清理这块地板的。

第三步：给出"如果－那么"的选择，说明遵守或者不遵守限制分别会带来什么后果。

开始进行"如果－那么"的选择，为不可接受的行为提供后果。请注意单词"选择"的使用次数！记住，这样做的目的是为了让孩子控制自己，因此，耐心是最重要的。孩子们需要时间和练习来学会自我控制。

例如："**比利，如果你选择在托盘上玩橡皮泥（指着托盘），那么你就是选择今天玩橡皮泥；如果你选择继续在地板上玩橡皮泥，那么你就是选择今天再也不玩橡皮泥了**。"（停顿）

- 如果孩子没有做出任何遵守限制的选择，请耐心地再说一遍（如果比利不回答，继续在地板上玩橡皮泥，那么说明他已经做出了选择）。"**比利，看起来你已经选择今天不玩橡皮泥了。你可以选择把橡皮泥给我，也可以选择让我帮你把橡皮泥收起来。你选择哪一个？**"

- 如果孩子开始哭，求你把橡皮泥还给他，父母必须要坚定，坚持执行，承认孩子的感受，给他希望，他可以在下一次游戏时光中做出不同的选择。"**比利，我知道你不高兴自己选择了今天不玩橡皮泥，但是你可以在下次游戏时光中选择玩。**"

在上面的例子中，如果孩子在某一时刻拿起橡皮泥放在托盘上玩，父母必须谨慎地做出实事求是的反应："**看起来你决定今天要再玩一会儿。**"

练习：

1. 你的孩子把一支上了膛的飞镖枪瞄准你。

　A：【孩子的名字】，我知道你想对着我开枪。

　C：但我不是用来被射击的。

　T：你可以射击那个充气玩偶或者玩偶娃娃（分别指向充气玩偶或玩偶娃娃）。

在你三次使用 ACT 三步法设限后，孩子依然把枪对准你。

【孩子的名字】如果你选择**把枪对准我**，那么你就是选择**不再玩枪**。

如果你的孩子继续把枪对准你（不管他是否有开枪射击），你说："【孩子的名字】，**看起来你今**

天选择了不再继续玩枪。"

　　如果你的孩子把枪指向充气不倒翁或是其他可接受的地方，你（实事求是地）说："看起来你选择了今天要再玩一会儿枪。"

　　2. 描述一种情况，你认为可能需要在游戏时光中设限，但你预计孩子可能不会遵守。

　　情景：＿＿＿＿＿＿＿＿＿＿＿＿＿＿＿＿＿＿＿＿＿＿＿＿＿＿＿＿＿＿＿＿

　　＿＿＿＿＿＿＿＿＿＿＿＿＿＿＿＿＿＿＿＿＿＿＿＿＿＿＿＿＿＿＿＿＿＿

　　＿＿＿＿＿＿＿＿＿＿＿＿＿＿＿＿＿＿＿＿＿＿＿＿＿＿＿＿＿＿＿＿＿＿

　　A：＿＿＿＿＿＿＿＿＿＿＿＿＿＿＿＿＿＿＿＿＿＿＿＿＿＿＿＿＿＿＿＿

　　＿＿＿＿＿＿＿＿＿＿＿＿＿＿＿＿＿＿＿＿＿＿＿＿＿＿＿＿＿＿＿＿＿＿

　　C：＿＿＿＿＿＿＿＿＿＿＿＿＿＿＿＿＿＿＿＿＿＿＿＿＿＿＿＿＿＿＿＿

　　＿＿＿＿＿＿＿＿＿＿＿＿＿＿＿＿＿＿＿＿＿＿＿＿＿＿＿＿＿＿＿＿＿＿

　　T：＿＿＿＿＿＿＿＿＿＿＿＿＿＿＿＿＿＿＿＿＿＿＿＿＿＿＿＿＿＿＿＿

　　＿＿＿＿＿＿＿＿＿＿＿＿＿＿＿＿＿＿＿＿＿＿＿＿＿＿＿＿＿＿＿＿＿＿

　　如果 / 那么：＿＿＿＿＿＿＿＿＿＿＿＿＿＿＿＿＿＿＿＿＿＿＿＿＿＿＿

　　＿＿＿＿＿＿＿＿＿＿＿＿＿＿＿＿＿＿＿＿＿＿＿＿＿＿＿＿＿＿＿＿＿＿

　　＿＿＿＿＿＿＿＿＿＿＿＿＿＿＿＿＿＿＿＿＿＿＿＿＿＿＿＿＿＿＿＿＿＿

　　＿＿＿＿＿＿＿＿＿＿＿＿＿＿＿＿＿＿＿＿＿＿＿＿＿＿＿＿＿＿＿＿＿＿

在游戏时光之外设限

A- 理解感受

C- 告知限制

T- 提供替代

案例

你六岁的孩子奥利弗想从电影院前的抓娃娃机里抓一个小马宝莉的玩具。其他家庭成员都已经走向电影院，奥利弗站在那里，双手交叉，抱在胸前，坚持要玩抓娃娃机。

1. 理解孩子的感受或愿望（你的声音必须传达出共情和理解）：

   "奥利弗，我知道你真的很想玩那个……"

   （孩子知道他的感受、愿望和希望是正当的，并被父母接受。）

2. **告知限制**（具体、清晰、简洁）：

   "但是，现在不是游戏时间；现在是看电影的时间"（这个回应也许已经可以帮助奥利弗回到自我控制的状态下，然后和你一起去看电影。）

3. 提供可接受的替代选择（根据孩子的年龄提供一个或多个选择）：

   "你可以选择和我一起走进电影院，或者你可以选择和爸爸还有乔依一起走进电影院"（如果你根本就不想让孩子玩抓娃娃机）或者 **"你可以选择看完电影后再来玩这个。"**（如果你觉得他可以玩抓娃娃机）

注意：我们的目标是为孩子提供可接受的替代选择——是你可以接受的，也是你认为可以满足孩子需求的。在上述例子中，奥利弗想做一些好玩的事情，或许，还想决定接下来这天要干哪些事情。通过我们提供的替代选择方案，奥利弗对于好玩和做决定的需求都得到了满足（电影和做选择）。

小提示：共情地反映孩子的感受，往往就会减轻这种感受或需求的强度。

- 通常，孩子有一些隐藏在事情表面之下的情绪需求。奥利弗那天也许感到被遗忘了。所以，他坚持要玩抓娃娃机，可能并不是那么在乎是否能抓到娃娃，而更在乎的是，想要参与到和其他人的关系中。让他人承认他的感受，给他替代选择，让她可以和其他人 **"在一起"**，可以满足他潜在的对关系的需求。

- 根据孩子的年龄，耐心地重申限制，最多三次，允许孩子在进入下一步之前与自我控制作一会儿斗争。

4. 如果孩子不遵从我们提供的替代方案，下一步是提供选择（后果）。比如说：奥利弗拒绝去电影院，坚持现在就要玩那个游戏：

   > 奥利弗，现在就玩这个游戏不在我们的选项范围内。你可以选择去看电影以及选择看完

电影后再来玩这个游戏；或者你可以选择和我一起待在这儿，晚些去看电影，然后选择看完电影也不玩这个游戏了。

如果孩子开始走动，家长可以更为缓慢地说："对你而言，这真的是一个很艰难的决定。看起来你选择了现在去看电影，一会儿再来玩这个游戏。"

如果孩子不选择，家长可以说："如果你选择不选择，那你就是选择了让我来替你做选择。"

如果孩子继续坚持要现在就玩游戏，家长可以说："我看到你已经选择了和我一起待在这儿，待会儿也不再玩游戏了。"

小提示：当孩子挑战限制时，家长要增加共情，表达对孩子的理解："我们知道做这个决定是一件很困难的事！"当情况还不至于发展到需要提供选择后果的时候，要确保给孩子充分的时间来放松和做决定。

记住**大拇指原则**："**当孩子溺水时，不要试图教他游泳**。"在这种压力情景下，从神经生物学的角度而言，奥利弗陷入了"战 – 逃 – 僵"的模式中。因此，父母需要先去与孩子产生联结，承认他的感受，并要保持耐心，让他充分放松下来，可以启动他的前额叶皮层来做出决定。总而言之，你的目标不是要"赢"——设限的目标是让你（父母）给孩子提供一致的机会来发展其内在的应对策略和做决定的技能。

- 在这个例子中，即便是奥利弗选择了最后一种选项，和父母一起待会儿，之后不玩抓娃娃机的游戏（如果父母能接受看电影迟到），这也让奥利弗有机会和父母共度一段高质量时光。如果之后奥利弗在大厅放松下来，他说："妈妈，我们能不能现在去看电影，然后一会儿再玩游戏？"你带着共情回应他："还记得吗？当你选择和我一起待在这儿而不是去看电影的时候——在那个时刻，你就选择了今天不玩游戏，但是现在我们可以一起去看电影。"你的孩子可能会开始乞求或哭闹（因为在以前，这招是有效的）。**保持坚定**——不要让步！孩子做出什么选择，就是什么选择。

ACT 三步法设限后要做什么

当你带着共情和坚定，对孩子用 ACT 三步法进行了设限。

1. 如果你很满意自己对于孩子的问题的回应，但是孩子的问题或请求仍在继续，**不要继续讨论**。

2. 如果你觉得孩子不理解你的回应，说："我已经回答了那个问题，对于我的回答，你一定有些问题想要问。"

3. 如果你觉得孩子能理解，就说："我知道就这个问题，你还想进行更多的讨论，但是我已经回答过这个问题了。"也可以说："我知道你不喜欢我给出的回答。如果你想改变我的想法，不停地重复你的问题的话，我是不会改变回答的。"还可以说："还记得几分钟前你问我同一个问题时，我所给出来的回答吗？"如果孩子回答"不，我不记得。"你就说："去找一个安静的地方，然后想想。我知道你一定能想起来的。"

4.如果你对你给孩子的回答不太满意。

- 如果你愿意接受讨价还价，就说："我不知道。让我们一起坐下来讨论讨论。"

- 如果你想过一会儿再回答问题，现在还没有准备好答案，就说："我现在没法回答这个问题因为（我需要和其他人讨论一下；我想知道更多的信息；我需要考虑一下这个问题，等等）。我会在（具体的时间）让你知道。"

- 如果孩子一定要现在就要一个答案，就说："如果你现在就一定要一个答案，答案将会是'不'"。

如果设限不管用，那接下来该做什么

你已经平静而带着共情地小心地使用了好几次 ACT 三步法和给予选择。你的孩子仍然故意不遵守规定。你会怎么做？

- 为孩子的违抗行为寻找自然原因，如疲劳、生病、饥饿、压力等，在期待得到孩子的合作前，先照顾好孩子的身体的需求和需要解决的问题。

- 记得要让自己处于受控的状态，尊重自己，也尊重孩子。如果你的孩子违抗命令，并不意味着你失败了，也不意味着孩子是个坏孩子。所有的孩子都需要"实践"反抗。记住：在这个时刻，没有什么比你和孩子的关系更重要。因此，用一种尊重自己也尊重孩子的方式来回应。如果你发现自己对孩子很生气，而且开始失控，出去走一走或者去另外一个房间。

- 记住大脑的发展规律：有的时候，孩子会由于（大脑）失调而失去做选择的能力。丹尼尔·西格尔博士的掌上大脑模型是一个非常好的工具，来提醒你在这种时候如何理解和支持你的孩子。

- 为不遵守规则设置合理的后果：让你的孩子来选择是否遵守规则，但是要为不遵守规则设置一个合理的后果。就像"如果你选择了看电视而不是去睡觉，那你就是选择了明天一整天都不看电视"这样的后果或者任何对于孩子而言有意义的后果。

- 绝对不能允许暴力行为：对有暴力倾向的孩子进行身体上的约束，但是自己不要产生攻击性。带着共情平静地反映你孩子的生气和孤独；随着孩子慢慢重回控制，带着慈悲给予孩子控制并提供替代方案。

- 如果你的孩子拒绝选择，你替他们做选择：孩子的拒绝选择也是一种选择。为此设置后果。举例来说："如果你选择不选 A 也不选 B，那你就必须选择让我来替你做决定。"

- 执行后果：不要给予你不能执行的后果。如果你被孩子的愤怒或泪水给压垮了，那你就放弃了父母的角色，失去了父母的权威。强硬一些！如果你不能贯彻执行，那你就在孩子面前失去了信用，也会伤害你和孩子之间的关系。

- 识别关于严重问题的信号，包括绝望、创伤（虐待/忽视/深深地悲伤/压力）。长期处于愤怒或反叛的孩子在情绪上会陷入麻烦，可能会需要专业人员的支持。表达你对孩子的关心。举例来说："约翰，我注意到大部分时间你都很生气，不开心。我爱你，我很为你感到担忧。我们一起去寻求一些帮助，让我们可以更开心一些。"

第 10 单元治疗课程大纲和家长学习资料

课程大纲

时间标记

_____ I. **进行非正式的经历分享**

在此之后，点评家庭作业和游戏时光报告。
- 家长分享与孩子发生肢体接触的次数。
- 请家长介绍做摔跤游戏的体验情况。

_____ II. **看最后进行分享家长的录像，简要介绍游戏时光情况**
- 关注家长和孩子能被观察到的成长和变化。
- 询问家长，对他们而言，培训的哪个部分最有帮助？
- 询问家长，对他们而言，培训中最困难的是什么？
- 询问家长，还有什么其他的顾虑和问题？

_____ III. **讲评学习材料："大拇指原则汇总及其他注意事项"**
- 请家长讲述对他们而言最有意义的大拇指原则。

_____ IV. **结业**
- 家长自述学到的最有价值的知识。
- 家长讨论和 10 周之前相比，现在的他们对孩子的看法是怎样的。
- 要求家长回顾他们在"家长信息表"上做的记录。
- 鼓励家长对于他们自己和孩子们身上发生的正向变化进行陈述、反馈。
- 让家长思考，自己的孩子是否真的发生了那么大的变化，还是他们自己的看法改变了，比如变得更加包容。

_____ V. **确定后续聚会的日期时间**

请一位志愿者来负责协调工作，建议家长把聚会的日期、时间和志愿者的姓名写在家庭作业纸的表格中。
- 后续聚会的日期和时间：_____。
- 聚会的志愿者协调员：_____。
- 确保家长（经同意）向协调员提供自己的电话号码，用于编制通信录。
- （可选）与治疗师进行后续会面的日期和时间：_____。

_____VI. **布置家庭作业**

　　　　　强调继续进行游戏时光的重要性。

- 如果有家长希望继续和你正在关注的子女进行游戏时光和 / 或希望与除去你正在关注的子女以外的其他孩子进行特别的游戏时光，根据家长的需要为其做出安排。

- 如有需要，分发额外的特殊游戏时光的预约卡片。

- 为需要帮助的家长和 / 或孩子安排时间进行额外的专业治疗。

- **继续进行游戏时光**：如果家长现在停止进行游戏时光，会让孩子觉得家长和他玩游戏是为了应付差事，而非发自本心：

　　我同意在接下来的_____周时间里继续和孩子进行游戏时光，并且 / 或者开始与_____的游戏时光，持续____周。

　　大拇指原则："好东西不在个大。"不要等待发生什么大事才去进入孩子的世界，点滴机会一直在我们身边。要抓住宝贵的瞬间！

_____VII. **向每位家长颁发结业证书**

_____VIII. **以励志的诗句、故事或大拇指原则结束这堂课**（可选）

牢记大拇指原则

"好东西不在个大。"

　　不要等待发生什么大事才去进入孩子的世界，点滴机会一直在我们身边。要抓住宝贵的瞬间！

大拇指原则汇总及注意事项

大拇指原则

1. "关注甜甜圈，而非中间的洞！"

关注亲子关系（你的强项与孩子的强项），而非存在的问题。

2. "要做恒温器，而不是温度计。"

学会给予孩子**反映性回应**，而不是给孩子**下意识的反应**。孩子的情绪**不是**你的情绪，你无须跟孩子一起情绪起伏。

3. "最重要的也许不是你做什么，而是你做了之后，接下来做什么。"

我们都会犯错，但我们也能修复。因而，我们如何处理自己的错误才是关键所在。

4. "家长的脚尖应该跟随他的鼻尖。"

身体语言传递出你的兴趣所在。

5. "你给不了你没有的东西。"

（类比：飞机上戴氧气面罩）如果你不能先接纳自己，对自己有耐心，那你也无法给予孩子接纳和耐心。

6. "当孩子溺水时，不要试图教他游泳。"

当孩子感到沮丧或情绪失控时，不是告知规则或给予教训的好时机。

7. "在游戏时光中，只在必要时才设置限制。"

8. "如果无法用 10 个以内的词说清楚，就别说了。"

作为家长，我们会有过度解释的倾向，于是我们的重点就遗失在过多的语言里。

9. "在幻想中给予你在现实中无法给予的东西。"

在游戏时光里，可以让孩子把现实中或许需要限制的感受和愿望都表达出来。

10. "大孩子大选择，小孩子小选择！"

给出的选择必须与孩子的发展阶段相适应。

11. "永远不为孩子做他们力所能及的事。"

除非你允许孩子尝试，否则你永远不知道孩子都能做到什么！

12. "鼓励做出的努力，而不是表扬结果。"

孩子需要鼓励，就像植物需要水一样。

13. "不要试图一次解决所有问题！"

把精力集中在"大"问题上，这些问题需要对于孩子能否树立积极的自尊心以及感受到自己有能力和"有用"而言，具有最大的影响力。

14."没有限制，就没有安全。"一致的限制 ＝ 安全稳固的关系。

如果不能贯彻到底，家长就会失去信用，伤害自己与孩子之间的关系。

15."好东西不在个大。"

不要等待发生什么大事后才去进入孩子的世界，点滴机会一直在我们身边。要抓住宝贵的瞬间！

注意事项

1. 反映性回应能够帮助孩子感受到自己是可以被理解的，并可以减少愤怒。

2. 在游戏中，孩子们表达他们现在的生活是怎样的，他们的需要是什么，或者他们希望事情是怎样的。

3. 在游戏时光中，家长不是答案的来源（把问题反馈给孩子："嗯，我想知道"）。

4. 不要问你已经知道答案的问题。

5. 问题意味着不理解。问题把孩子们引向思考，而孩子是用心生活的。

6. 重要的不是孩子知道什么，而是孩子相信什么。

7. 当你把注意力集中在问题上时，你就看不见孩子了。

8. 支持孩子的感受、意图或需要，哪怕你不支持孩子的行为。

9. 意识到孩子是强大的自尊建立者。

10. 让孩子自己做决定，借此来给他们赋能："你决定要＿＿＿＿＿＿＿＿＿＿＿＿＿＿＿＿。"

11. 我们与孩子展开交流的最佳方式之一就是告诉他们：他们有能力。告诉孩子们他们是有能力的，他们就会认为自己有能力。如果你多次告诉孩子他们不能做什么事，自然而然地，他们就真的做不了了。

12. 鼓励创造力和自由——随自由而来的是责任。

13. "我们即将制定一项新的重大政策，在本住所范围内立即生效。"

14. 当我们的立场灵活时，我们可以更容易地处理愤怒。当家长的处理方式死板时，家长和孩子都会受伤。

15. 当不确定该对孩子说什么或该做什么时，问问自己："什么样的行为或言语最有助于保持关系或伤害最小？"有时候走开什么也不说，或者对孩子说"我需要花点时间冷静下来，然后我们才能说话"是最好的。永远记住："此时此刻没有什么比我和孩子的关系更重要了。"（同样适用于配偶、重要他人等。）

16. 活在当下——今天就足够了。不要把孩子推向未来。

适用于幼儿期的亲子关系治疗模式

玛丽·莫里森·贝内特　卡拉·卡恩斯－霍尔特

本部分是针对适用于一岁半至三岁孩子的幼儿期亲子关系治疗方案的概述，该方案适用于接受过亲子关系治疗模式训练和具有认证经历的心理咨询专业人士。

运用亲子关系治疗方法的运用，可以帮助幼儿期孩子的家长以发展的眼光看待孩子，给予孩子期望，有助于家长和孩子建立和谐的安全型亲子关系。只有理解孩子本身与其所处的发展阶段和发展任务，才能根据孩子的发展水平和理解能力的水平给予孩子合适的干预。西格尔和哈策尔指出，让人体验到联结、安全和信任他人的人际关系，有利于安全依恋的形成。因此，幼儿期孩子的家长需要学习一些能够满足孩子发展需求的基础的治疗技巧，以建立亲子间的安全依恋关系。幼儿期亲子关系治疗正是针对这些治疗技巧做出了训练和拓展。

幼儿期亲子关系治疗师应当做好准备，充分地给予那些筋疲力尽的照看者们共情式的回应和理解。治疗师尤其需要设身处地地为照看者们着想。当家长在小组中分享他们的经验时，治疗师应当敏锐地反映他们的感受，并在小组成员之间创建联结，鼓励成员们互相支持。

身体、情绪和认知的发展

在孩子出生后的前三年里，其身心都会经历许多重要的发展历程。罗杰斯认为，孩子生来就具有获得成长并与他人和环境建立联结的内在欲望。佩里和萨拉维茨指出，儿童的经历对他们的发展具有促进或妨碍的作用，而且家长和其他主要照看者在儿童的发展中扮演着重要的角色。家长在陪伴孩子的状态下对孩子做出的自然、从容而细致入微的回应，就是他们能给予孩子的最好的东西。

人们已经对儿童的发展进行了充分的研究，可以确定的是，根据发展的典型规律，大部分孩子都会或早或晚地在预计的时间范围内经历完整的发展阶段。尽管发展阶段有前后之分，但孩子们各有各的发展节奏。照看者或许会因为孩子的发展速度不如自己希望的快，或是其能力不如同龄的孩子而担忧。他们会问："我的孩子正常吗？"治疗师有义务体察这些家长的想法，帮助他们理解发展任务的重要性，引导他们尊重孩子自己的发展速度。

我们发现，"退化"这一发展学概念可以为许多家长提供帮助。在孩子的发展过程中，孩子在整合新技能之前或许会出人意料地表现出在某些技能的退化；照看者可能会报告说，孩子好像在退化，有一些以前会做的事情突然不会做了。但是在整合一旦完成后，孩子就会习得几样新技能。这是因为孩子的注意力每次只能集中在一件事上。当儿童在某一方面得到成长的时候，其大脑的全部能量便都集中于此，因此无法顾及其他方面的发展。格赛尔提到，儿童在发展中必然处于"平衡"和"失调"状态的其中之一。在平衡时期，他们是平静的、自信的、顺从的；而在失调时期，他们则是暴躁的、恐惧的、自私的。照看者若能了解"横向发展"和"纵向发展"的区别，就一定会获益不少。许多家长对发展抱有分层的观点，认为某些技能相比其他技能更具有价值，例如，人们普遍认为语言技能与高等智能相关，但事实并非如此。帮助照看者认识到孩子是在不同领域以不同速度发展的，能够增进他们对自己孩子的理解。

幼儿期亲子关系治疗师在为家长答疑解惑时，需要为家长解释相关的儿童发展问题。孩子在进入幼儿期阶段后，会渴望获得更多的独立，他们想要"帮助"家长完成一些事情。这时，孩子想要体验更多事物，而家长则想要完成任务。在这期间，孩子具备了一些自我控制能力，开始希望能与照看者分离。

根据洛文杰的自我发展理论，2~5 岁的孩子正处于自我发展的"冲动"阶段。他们的情感丰富度有限，只关注即时的需求，且这种需求对他们只产生直接的影响。在家长希望孩子穿好衣服，然后去上学，而孩子却只专注地摆放架子上的汽车时（上学不是他当下的需求），对家长来说，孩子的这种即时性就会变成一种挑战。亲子关系治疗师可以向家长解释，这是孩子在此阶段的典型发展特征，家长可以适当地改变自己对孩子的期望，这有助于长远地改善亲子之间的关系。

有一些家长或许会奇怪，他们的孩子比同龄人的体格更强健、协调能力更好、个子更高，但为什么所能运用的词汇量却很有限。幼儿期亲子关系治疗师必须对幼儿在情绪、认知和身体方面的发展有所了解，才能缓解家长的焦虑，帮助他们对孩子设定适宜的期望值。家长需要调节自己对孩子的期待值，这是养育孩子的过程中非常重要的一部分。

大脑发育

孩子在幼儿期的大脑发育重点在于对各种大脑功能（如概念、认知、语言等）的整合，孩子主导的游戏在此过程中起到了十分重要的作用。在孩子不断面对旧事物和接触新事物的过程中，其大脑不断发育，且不同的经验能够巩固积极或消极的行为。幼儿期阶段的大脑显示出高度的可塑性，幼儿个体因而可以进行学习活动和对所接触的事物进行灵活运用，对各种经验和环境条件进行重组和做出相应的反应。幼儿的早期经验对他们的大脑结构有着深刻的影响。例如，当照看者用诸如"生气""开心""悲伤"等情感用词和幼儿互动时，便可以促进幼儿的情感发育。对幼儿做出简单的反映，例如告诉幼儿"奶奶要来了，你很兴奋"或"你最喜欢的玩具坏了，你很生气"都能促进幼儿大脑的发育，此时如果照看者试着解决问题或是对幼儿提出过多的质问则都是不利的。

　　安全依恋是在持续让人体会到爱、安全感和信任感的和谐关系中发展起来的。大脑杏仁核会在孩子 0~36 个月大的时候迅速发育。杏仁核是大脑基底神经节的一部分，影响着人的情绪调控，能够对"战/逃/僵住"这样的反应进行控制。如果家长能认识到孩子有时的行为可能是因恐惧而"僵住"，而不是简单的违抗，就能更好地理解孩子。通常，家长在了解了关于大脑的知识之后，会更容易对孩子的情感予以回应。亲子关系治疗中的"回应感受"技能能够对孩子自我调节的发展起到重要的促进作用。治疗性的相关回应（也是亲子关系治疗的重点）可以强化家长和孩子的动态依恋关系，促进孩子抗压系统的健康发展。

依恋的发展

　　婴儿来到世上，必须依赖最初的照看者。依恋关系的核心是一种相互匹配和协调的联结关系。依恋则是"亲子之间互惠的、延续的身心紧密联系，通过这一关系，孩子能够得到其生活和成长所需，照看者则能够为孩子提供温饱和安全的保障"。幼儿期亲子关系治疗关注的是培养具有与孩子"在一起"的态度和情感回应能力的亲子关系。例如，用语言的形式反映出幼儿感受的技能，能够与孩子达成情感层面的交流，让孩子感到自己被倾听、被理解。一种安全、可预期和可依赖的人际关系基础能够为个体提供彰显个性和获得独立所需的社会情感框架。这种依恋关系还会塑造孩子对世界、人际关系和自我概念的认识框架。

　　健康的依恋能够提高孩子感受安全感以及自我调节的能力。主要照看者需要具备以真情的爱抚和前后一致的方式来满足婴儿基本需要的能力，这对于安全依恋的形成有基础性的作用。期待家长每时每刻都处于完全协调的状态是不切实际的。幼儿期亲子关系治疗专注于教授照看者对时间窗口（如特殊游戏时光）保持敏感的能力，以及练习帮助孩子建立自尊、回应感受和注意孩子行为等技能。这些技能有助于发展持续的安全依恋关系，促进家长在情感层面与孩子相适应。安全依恋是在协调且可预测的人际关系中（例如幼儿期亲子关系治疗中特殊游戏时光里的关系）得到发展的。在这一关系中，孩子持续不断地感受到被家长理解、保护以及与家长联结的感觉。由此发展形成的安全依恋成为孩子在未来发展出具有意义的人际关系的力量源泉。

幼儿期亲子关系治疗模式的调整

　　亲子关系治疗师需要非常熟悉本部分的内容。由于 18 个月至 3 岁的孩子的注意力所持续的时间较短，相比标准的亲子关系治疗模式，幼儿期的特殊游戏时光需要对时间长度和活动地点的灵活性进行较大调整。孩子的年龄越小，特殊游戏时光的时长就应该越短。为大约 18 个月大的幼儿推荐的特殊游戏时光活动的开展频率是一周三次，一次时长为 10 分钟左右；两岁的孩子则需要在一周内进行两次特殊游戏时光活动，一次时长为 15 分钟；而接近三岁的孩子就可以进行一周一次的特殊游戏时光活动，一次时长为 20 分钟。

　　对于这一发展阶段的孩子来说，他们的玩具箱也需要接受较大程度的调整。针对一至两岁的孩子，家长可以考虑把孩子的洗澡时间或水中游戏时光当作他们的特殊游戏时光。如果孩子喜欢玩水，家长就可以反映"你让水溅起来了呢""玩水很有趣""你知道怎么把水倒进杯子里"。家长应当对选用的玩具审慎斟酌。这个年龄段的一些孩子会把一些玩具放进嘴里，因此应当避免让孩子使用带小零件的玩具。

结论

　　幼儿期亲子关系治疗模式的设计目标在于改善家长与幼儿之间的亲子关系。通过对相关技能的学习，家长可以增进对孩子的理解，学习通过孩子的眼睛看待世界，继而对孩子如何体验世界产生更多的共情并给予更多的理解。在孩子的这一重要发展时期，亲子关系治疗师可以为家长提供独一无二的支持，帮助他们建立更好的亲子关系。

适用于少年时期的亲子关系治疗模式

佩吉·L.塞巴洛斯　卡拉·卡恩斯－霍尔特　克里斯汀·米尼－瓦伦

本部分是针对适用于 9~13 岁少年时期的孩子的亲子关系治疗方案的概述。本方案适用于接受过亲子关系治疗模式训练和具有认证经历的心理咨询专业人士。

越来越多的著作指出，在少年时期拥有良好的亲子关系有助于预防孩子的行为问题，还能促进孩子在这一时期的正面发展。尽管对这个年龄段的孩子来说，亲子关系至关重要，但大部分家长都表示，面对孩子在少年时期发生的改变，他们并没有做好足够的准备。与之类似，少年时期的孩子感觉自己总是遭到家长的误解，从而妨碍了亲子关系的建立。亲子关系治疗可以提供解决这些问题的办法，有助于强化少年时期这一重要发展阶段的亲子关系。尽管少年时期和幼儿期的亲子关系治疗的内在基本原理是相通的，但少年时期的亲子关系治疗方案仍然在幼儿期的基础上做出了相应的调整，以保证训练的发展适应性。

少年时期孩子的发展特征

少年时期是儿童期向青年期发展的一个过渡时期，也称青春期早期、前青春期或青春期前期。就这一时期准确的年龄范围，发展学专家之间尚未达成共识，但大致认定在 9~13 岁之间。过去许多发展学著作都将这一发展阶段归入儿童期或青春期，忽视了其存在。然而近年来，发展学专家承认并概述了这一群体的一些独有特征，并针对这些特征指出了有利于孩子发展成熟的回应方式。

社会 / 情感层面

归属感和被接纳感是人的一项基本需求。对儿童来说，家长负责满足这项需求。然而，随着孩子逐渐成熟，同龄人会渐渐替代家长的这一角色。少年时期的孩子和他们的小伙伴在家庭以外的空间共处的时间越来越多，与童年时期相比，他们在情感支持、问题解决和归属感方面都越来越依赖同龄人。尽管这一时期的孩子对课外活动的兴趣开始增加，但他们也可能会出现厌学等情绪，其心理压力也会随着课业负担和学业挑战的增加而增加。在预期和现实这两极之间寻求平衡时，他们在情绪和自尊的心理波动也可能加剧。

生理层面

少年时期孩子的身体会进行向上和向外趋势的发育，个体身高增加，变得更加强壮。他们开始进入青春期发育阶段，出现变声、体味加重等现象。他们的身体外观渐渐变得接近成年人——阴毛和腋毛开始出现、男孩的肩部和女孩的臀部开始变宽。女孩可能会经历初潮、胸部发育等过程，男孩的面部会长出胡须；通常，在各个阶段，男孩的成熟年龄都要晚于女孩。由于这些变化发生得非常迅速，而且同龄的不同个体的发展速度并不相同，少年时期的孩子对于自己身体的变化可能会产生自卑或不自在的感觉（美国疾病控制中心，2016）。在年龄、性别、发育时间和激素变化等因素的综合作用下，少年时期的个体往往具有情绪反应较为激烈的典型特征。

认知层面

根据皮亚杰的理论，在童年晚期和青春期早期，孩子会逐渐具备形式运算思维能力。这一全新的认知发展阶段让孩子具备了抽象思维能力，这主要表现为孩子具有了进行假设、思考对立观点、知识的情境间转移能力等。证据表明，在这一年龄阶段，个体的右脑会进行迅猛的发育和积极的突触修剪，而右脑通常被认为是负责操控创造力和情感的脑区。同时，负责推理、情绪调节、制订计划和控制冲动的大脑前额叶也会开始发育。因此，青少年在练习做出理性／安全的决策的同时，还经历了剧烈的激素变化和生理发育，这让他们显得异常敏感或倾向于自我批评。他们会为短期的满足感而做出冲动的选择，而对这些决定可能会带来的长期后果缺乏分析思考。

亲子关系治疗对家长与少年时期孩子的亲子关系的改善

正如针对幼儿期的亲子关系治疗一样，少年时期亲子关系治疗的主要目标也是通过传授家长基本的以儿童为中心的游戏治疗技能，来改善和巩固家长与孩子的亲子关系。研究表明，家长和这一时期孩子之间基于尊重、接纳和共情的开放交流，能够有效减少他们的冒险行为。面对他们变化无常的情绪，家长或许容易变得严格、苛刻，或是过度纵容孩子。亲子关系治疗能够帮助家长理解孩子在不同发展阶段的需求，以平常心看待孩子的行为，进而在面对孩子时找到更恰当的回应方式。每周的亲子"特殊时光"，以及对于创设家庭仪式的强调，都是为了帮助家长和青少年共度一些利于增强亲子联结的时间。

家长与少年时期孩子的亲子关系治疗模式的调整

治疗师需要对特殊游戏时光做出一些总体调整。尽管理论上，各个年龄段的以儿童为中心的游戏治疗技巧都是相同的，但根据各年龄层的发育需求，开展游戏的时机和表达方式仍会有所不同。由于"游戏"一词会被少年时期的孩子视为幼稚的，因此，将"特殊游戏时光"改称为"特殊时光"是一种更为妥当的做法。同样地，在使用传统亲子关系治疗的玩具的基础上，家长还可以选择运用一些更符合孩子年龄特征的材料和活动，如手工制作、烹饪、烘焙、钓鱼、远足等户外活动，以及有互动空间的游戏（如拼图、卡牌游戏等）。特殊时光的时长在45~90分钟。对于这一时期的孩子来说，发展独立性和参与决策非常重要，因此在每周一次的特殊时光中，他们可以参与对活动内容的决策。家长可以提供一些促进亲子互动的活动选项，引导孩子从中做决定。

适用于收养家庭的亲子关系治疗模式

克里斯蒂·K.奥皮奥拉　卡拉·卡恩斯－霍尔特

本部分内容是针对适用于收养家庭的亲子关系治疗方案的概述，本方案适用于接受过亲子关系治疗模式训练和具有认证经历的心理咨询专业人士。

美国现有 200 万名被收养的儿童，每年新增被收养儿童的数量约为 13.6 万。在所有被收养的儿童当中，有 59% 的儿童来自看护机构体系，有 26% 来自其他国家。不论被收养人的年龄是多大，收养都是一种创伤性经历，与收养相关的潜在心理失调风险一直是当前存在的现实问题，长期等待被安置、看护者频繁更换以及相关的负面体验都会提高被收养儿童遭受人际关系创伤以及产生不安全依恋的风险。早期的负面经历会对儿童造成有害影响，且儿童受到人身或相关伤害的时间越早，他们的整体发育所受到的影响就越大。

因此，面向收养家庭的亲子关系治疗师不仅需要拥有亲子关系治疗认证的资质，还非常需要针对收养儿童及其家庭的需求开展工作，并且应对相关的独特挑战。此外，他们要具备根据收养儿童及其家庭的特殊情况和总体性因素而进行灵活应对的能力。

收养家庭亲子关系治疗的基本原理

经历过早期关系创伤的孩子难以与自己的看护者相互协调和建立联结，因此养父母常常需要接受专门针对依恋和收养关系的心理咨询服务，从而帮助他们与养子女形成安全依恋的关系。巴思等人的研究显示，亲子关系是养父母前来接受治疗时所体现出的最核心的主题。亲子关系治疗的基本理念是，关系是用来进行转变的工具，这一理念直击很多收养家庭依恋关系问题的核心。亲子关系治疗的重点在于培养一种能够提供信任、安全和理解的关系，促进形成健康稳固的亲子关系。

亲子关系治疗的一个重要部分是游戏中的亲子关系互动。做游戏让孩子能够交流他们对于自己世界的理解，并且通过玩具、活动和材料表达他们的体验、需求和感受。亲子关系治疗为养父母提供了一个学习和实践相关技能和方法的机会，从而使他们根据养子女的发展特征，更积极地与其形成联结、给予其回应，达成协调的亲子关系。亲子关系治疗可以帮助家长发挥治疗性的作用，或是成为促进孩子转变的动因，从而帮助他们学习如何理解养子女的潜在需求，更具共情地和高效地对养子女在行为和情感方面存在的困难给予回应，并促进养子女自我调节能力的发展。这种养父母和养子女一对一的专注行为有利于安全依恋的形成，而这种依恋是孩子健康成长和总体幸福的基础。

养子女

如果孩子在幼年时期有过诸如被收养等的创伤经历，他们就容易反应过激，容易感到恐惧，并且会出于自我保护的目的而做出一些自我伤害的事情。对于有着不安全依恋的养子女来说，在亲子关系中找到安全感是一种挑战。他们希望与养父母亲近，但是当他们抑郁时，养父母试图抚慰他们的行为又令他们感觉受到了威胁。养子女常常会体验到更多的恐惧，感觉处理问题，难以进行自我调节，甚至出现记忆障碍。养子女因此表现出来的难以预测和令人费解的行为使养父母难以与其构建亲子关系。

养父母

养父母应减轻孩子早期经历过的亲子关系所带来的影响，支持孩子得到恢复，克服悲伤和失落，还要促进孩子形成对自己收养身份的认同。由于养子女之前受过创伤，因此这条治愈之路可能会充满坎坷。有人际关系创伤史，包括依恋关系曾遭受中断的孩子，可能会误读误解收养人给出的信号。糟糕的互动模式，例如养子女上一刻还在拥抱父母，现在又对父母表现出攻击性行为，就会增加父母的压力。而父母自身的关系模式通常与他们自己的童年经历有关，这些模式会影响他们在情感上对养子女进行回应并与其相协调的能力。

收养家庭的亲子关系治疗模式的调整

亲子关系治疗师需要非常熟悉本部分的内容，该部分对传统亲子关系治疗模式的原理予以探讨，并讨论了调整模式的可能性，包括额外的课程、课程的延长、作业的调整、游戏时光地点的调整、课程时间结构的调整、收养主题的材料学习以及针对家长的扩展性情感、教育训练和咨询支持服务等。

适用于教师的亲子关系治疗模式

温迪·普雷茨·赫尔克　玛丽·莫里森·贝内特

　　本部分是针对适用于学龄前至小学低年级儿童的师生关系训练方案的概述，本方案适用于接受过亲子关系治疗模式训练和具有认证经历的心理咨询专业人士。

　　师生关系训练的主要目标是帮助教师加深对孩子的感受、经历和需求的理解，增强对有助于建立孩子自信自尊的回应方式的了解，培养更为积极的师生情感关系。师生关系训练模式也可以作为儿童早期心理健康问题的有效干预手段。在最初的训练中，教师需要在指定的游戏室或游戏区内与个别儿童进行特殊游戏活动。随后，教师将学习如何调整所学的师生关系训练技能，使其适用于普通教室中的孩子。每周，教师与师生关系训练治疗师一起参加督导活动，学习、实践新技能，讨论遇到的挑战，提出问题，并在整个训练过程中获得支持和鼓励。

基本原理

　　师生关系训练的形成，源于人们逐渐认识到"积极的师生关系对儿童和专业教师都有诸多好处"。越来越多的研究表明，儿童与教师的关系是促进儿童学习、社交和情感成功发展的重要因素。美国幼儿教育协会在适宜幼儿发展的实践计划中提出，生命早期的积极支持性关系对认知和情感的健康发展都是必不可少的。美国幼儿教育协会指出，该协会所有工作的核心价值之一就是帮助儿童和成人在基于信任、尊重和积极关注的关系中充分发挥他们的潜力。而这些核心关系维度正是师生关系训练的核心。

　　积极的师生关系不仅会影响学生，而且会影响教师。盖尔尼和弗卢门的研究指出，与儿童建立了积极关系的教师会认为自己是称职和成功的教师。儿童的心理健康需求、行为问题，以及教师缺乏解决儿童问题的技能和训练这一现状，都可能给孩子和教师之间的关系带来考验。对教师来说，尤其具有挑战性的是，最容易引起他们不满的孩子可能正是最需要与他们建立积极、高质量关系的孩子。

如果孩子在课堂上表现出了挑衅行为，那么这可能是因为他们的心理健康问题未能解决或需求没有得到满足。美国卫生局局长发布的关于儿童心理健康状况的最新报告中指出："越来越多的儿童正在遭受不必要的痛苦，因为他们的情感、行为和发展需要得不到满足。"这一问题日益严重的原因有以下三点：

- 缺少经过专门训练的专业人员来帮助儿童解决心理健康问题；
- 难以获取服务支持；
- 儿童早期干预不足，特别是需要让照看者参与对儿童进行的干预。

美国总统心理健康新自由委员会重申了早期干预的必要性，并强调了在学校等无障碍、低耻辱感的环境中提供心理健康服务的必要性。师生关系训练通过关注核心关系维度来解决这些问题，如下评论所示。参与师生关系训练的教师报告说，因为接受了师生关系训练，所以他们"知道如何更好地与学生沟通，知道采取更多有用的方式来回应学生，能够更好地了解学生的感受，与学生建立联结以及理解学生"。在学习了师生关系训练所包含的治疗技能后，教师们还报告说，他们更有信心去处理如何与具有挑战性的学生开展合作这一问题。一位参与师生关系训练的教师所做的深刻评论突出反映了这一点：

> 我认为，所有的教师都应该知道这一点。我相信，它证明了教师与学生之间的关系是多么具有影响力。设置限制的技能和陈述方式让我上课时的课堂情况产生了巨大变化。因此，我真的认为我已经成为一名更称职的教师。

亲子关系治疗的师生关系训练模式的调整

尽管师生关系训练模式与亲子关系治疗的原理、内容和过程基本一致，但根据师生关系的需求和在学校环境下进行训练实践应用的情况，治疗师仍需要对师生关系训练的模式做出一定的调整。与亲子关系治疗相同，在师生关系训练中，教师也需要学习以儿童为中心的游戏治疗的基本原理、态度和技巧。在训练初期，教师可以与课堂中的个别儿童开展训练，随后则可以将训练方案推广，应用于全班学生。

以下是对一份为期20周的师生关系训练计划所做的概述。

师生关系训练的结构和框架需要适应教师的日程，且需要利用新学年开始的时间对教师进行初步强化训练。

师生关系训练第 1 单元课程：课堂技能提纲

为期两天的集中师生关系训练（涵盖第 1~4 节课程的内容）：

- 师生关系训练理念概述；
- 训练的基本概念；
- 反映式回应；
- 游戏时光"行为准则"；
- 对于游戏时光所用玩具和材料的演示。

师生关系训练第 5~10 节课（在每周开展的师生关系训练期间进行）：

- 对于师生关系训练的特殊游戏时光中所运用技能的督导；
- 给予选择；
- 建立自尊；
- 给予鼓励。

师生关系训练第 2 单元课程：课堂技能提纲

师生关系训练第 11~20 节课：

- 师生关系训练的目标和框架；
- 基本的和高级的集体反映技能；
- 供教师使用的给予选择的高级技能；
- 高级的设限技能，课堂中的 ACT 三步法；
- 儿童的愤怒和攻击性；
- 课堂疑难解答。

师生关系训练第 3 单元课程：观察和问责

师生关系训练的最终部分的内容包括在师生关系训练结束后的三周或四周内，依据"师生关系培训技能清单"，对在普通教室中授课的教师进行不定期观察。对教师进行观察的目的在于了解其在课堂上运用人际关系建立技能的情况，并将观察结果作为评估师生关系训练成果的数据。

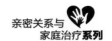
亲密关系与
家庭治疗**系列**

亲子关系
游戏治疗

10单元循证亲子治疗模式

第2版 *2nd Edition*

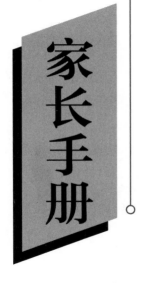
家长手册

CHILD PARENT
RELATIONSHIP THERAPY
(CPRT)

An Evidence-Based
10-Session
Filial Therapy Model

中国人民大学出版社
· 北京 ·

第 1 单元家长笔记和家庭作业

牢记大拇指原则

1. **"关注甜甜圈，而非中间的洞！"** 关注亲子关系，而非存在的问题。

2. **"要做恒温器，而不是温度计。"** 学会如何回应（反映），而非反应。记住：最好的让孩子平静下来的方式就是先让自己平静下来。

3. **"最重要的也许不是你做了什么，而是你做了之后，接下来做什么。"** 我们都会犯错，但我们也能修复。因而，我们如何处理自己的错误才是关键所在。

笔记

_____

_____

_____

_____

_____

_____

_____

_____

_____

_____

家庭作业

- 练习反映性回应（完成"回应感受：课堂练习题"，并在下周带来。）

- 发现孩子身体上的一处特征，这处特征是你以前并没有留意到的。

- 分享一张此次培训你重点关注的孩子的照片，这张照片要是你最喜欢并且能让你动心的。

- 练习给予孩子 30 秒的集中关注。如果你正在打电话，你可以说："你能等我 30 秒吗？我马上回来。"然后你把电话放一边，俯下身，全神地关注孩子 30 秒；之后对孩子说："我得先和把话说完。"说完后你再站起来，继续和你的朋友打电话。

回应感受：课堂练习题

使用方法：（1）从孩子的眼睛中发现情绪的线索；（2）当你对孩子此刻的情绪有了判断之后，简短回应这个情绪，一般用"你"开头，例如："你看起来有些难过"或者"你现在真的很生我的气"；（3）你的面部表情和语调要与孩子此刻的感受相匹配（比起语言信息，共情的感受更多的是通过非语言信息来传递）。

高兴

孩子：奥斯卡正在告诉你，这周末他要给表妹索菲娅看的所有东西。

孩子感到：＿＿＿＿＿＿＿＿＿＿＿＿＿＿＿

＿＿＿＿＿＿＿＿＿＿＿＿＿＿＿

家长的回应：＿＿＿＿＿＿＿＿＿＿＿＿＿

＿＿＿＿＿＿＿＿＿＿＿＿＿＿＿

难过

孩子：瑟琳娜放学后上车，告诉你班上的宠物仓鼠伯特死了，然后告诉你上周她是如何负责喂养伯特，伯特是如何看着她，并在仓鼠转轮上跑起来的。

孩子感到：＿＿＿＿＿＿＿＿＿＿＿＿＿＿

（取决于孩子的面部表情）

家长的回应：＿＿＿＿＿＿＿＿＿＿＿＿＿

＿＿＿＿＿＿＿＿＿＿＿＿＿＿＿

生气

孩子：安德烈和他的朋友哈利玩的时候，哈利抢走了安德烈的消防车不肯还。当安德烈想拿回消防车时，车的梯子被弄断了。安德烈过来哭诉发生了什么事，而且说这都是哈利的错。

孩子感到：＿＿＿＿＿＿＿＿＿＿＿＿＿＿

＿＿＿＿＿＿＿＿＿＿＿＿＿＿＿

家长的回应：＿＿＿＿＿＿＿＿＿＿＿＿＿

＿＿＿＿＿＿＿＿＿＿＿＿＿＿＿

害怕

孩子：当你打扫车库时，扎拉也在车库里玩，突然一大盒书从书架上掉下来，砸在了扎拉身后的地板上。她吓了一跳，并跑向你。

孩子感到：＿＿＿＿＿＿＿＿＿＿＿＿＿＿

（取决于孩子的面部表情）

家长的回应：＿＿＿＿＿＿＿＿＿＿＿＿＿

＿＿＿＿＿＿＿＿＿＿＿＿＿＿＿

回应感受：家庭作业

使用方法：（1）从孩子的眼睛中发现情绪的线索；（2）当你对孩子此刻的情绪有了判断之后，简短回应这个情绪，一般用"你"开头，例如："你看起来有些难过"或者"你现在真的很生我的气"；（3）你的面部表情和语调要与孩子此刻的感受相匹配（比起语言信息，共情的感受更多的是通过非语言信息来传递）。

高兴

孩子：（发生了什么？孩子做/说了什么？）

_____

孩子感到：_____

家长的回应：_____

修正后回应：_____

难过

孩子：（发生了什么？孩子做/说了什么？）

_____

孩子感到：_____

家长的回应：_____

修正后回应：_____

生气

孩子：（发生了什么？孩子做/说了什么？）

_____

孩子感到：_____

家长的回应：_____

修正后回应：_____

害怕

孩子：（发生了什么？孩子做/说了什么？）

_____

孩子感到：_____

家长的回应：_____

修正后回应：_____

第 2 单元家长笔记和家庭作业

牢记大拇指原则

1. "家长的脚尖应该跟随鼻尖。"

2. **"你无法给予他人你自己没有的东西。"** 如果你不能先接纳自己，对自己有耐心，那你也无法给予孩子接纳和耐心。作为孩子最重要的照顾者，你需要付出很多，而很多时候你并没有内在资源去满足育儿需求。作为家长，你也许深知自己的失败之处，但是如果你对自己没耐心，不接纳自己，那也很难对孩子有耐心，并接纳孩子。

请谨记：飞机上戴氧气面罩这个比喻！

要切记"在一起"的态度
我在这里，我关注着你，我理解你，我关心你，我为你感到开心！

笔记

_____

_____

_____

_____

_____

_____

_____

_____

_____

家庭作业

- 首要任务：收集"游戏时光玩具清单"上的玩具，为游戏时光做准备。

- 为游戏时光选择一个固定而规律的时间段，以及一个可以不被打扰的家里的房间，下周回来时报告给大家——选择你觉得可以给孩子最少干扰和最大自由的那间房，他们不必担心会打坏里面的物品，或弄得乱糟糟。要预留一个固定的时间段，这期间不会被打扰——没有来自电话或其他孩子的干扰。

日期／时间：＿＿＿＿＿＿＿　地点：＿＿＿＿＿＿＿＿＿＿＿＿＿＿＿＿＿＿＿＿。

- 复习阅读材料："游戏时光的基本原则"
- 补充作业

＿＿＿＿＿＿＿＿＿＿＿＿＿＿＿＿＿＿＿＿＿＿＿＿＿＿＿＿＿＿＿＿＿＿＿＿

＿＿＿＿＿＿＿＿＿＿＿＿＿＿＿＿＿＿＿＿＿＿＿＿＿＿＿＿＿＿＿＿＿＿＿＿

＿＿＿＿＿＿＿＿＿＿＿＿＿＿＿＿＿＿＿＿＿＿＿＿＿＿＿＿＿＿＿＿＿＿＿＿

＿＿＿＿＿＿＿＿＿＿＿＿＿＿＿＿＿＿＿＿＿＿＿＿＿＿＿＿＿＿＿＿＿＿＿＿

＿＿＿＿＿＿＿＿＿＿＿＿＿＿＿＿＿＿＿＿＿＿＿＿＿＿＿＿＿＿＿＿＿＿＿＿

＿＿＿＿＿＿＿＿＿＿＿＿＿＿＿＿＿＿＿＿＿＿＿＿＿＿＿＿＿＿＿＿＿＿＿＿

＿＿＿＿＿＿＿＿＿＿＿＿＿＿＿＿＿＿＿＿＿＿＿＿＿＿＿＿＿＿＿＿＿＿＿＿

＿＿＿＿＿＿＿＿＿＿＿＿＿＿＿＿＿＿＿＿＿＿＿＿＿＿＿＿＿＿＿＿＿＿＿＿

＿＿＿＿＿＿＿＿＿＿＿＿＿＿＿＿＿＿＿＿＿＿＿＿＿＿＿＿＿＿＿＿＿＿＿＿

游戏时光玩具清单

注意：用带有坚固盖子的硬纸盒或塑料箱来收纳玩具（装复印纸的盒子是很理想的，又深又坚固的盖子可以当成娃娃屋）。用旧的棉被或者毯子铺成游戏区，然后把玩具散放在四周。

现实生活类玩具（也可用于促进想象力的游戏）

- 小婴儿玩偶：不应有任何"特别"之处，可以是孩子不再玩的一个。
- 奶瓶：真正的奶瓶，在游戏中孩子可以用它来喝东西。
- 医生套装（含有听诊器）：每次游戏时光活动中，增加三个创可贴（如果有也可以增加一次性手套和绷带）。
- 玩具电话：建议准备两个用于通话，一个座机，一个手机。
- 玩偶家庭：关节可以弯曲活动的母亲、父亲、兄弟、姐妹以及宝宝等。
- 玩具钱币：纸币和硬币，信用卡（可选）。
- 一些家畜和野生动物：如果你没有玩偶家庭，可以用动物家庭替代（如马、牛一家）。
- 汽车 / 卡车：一两个小汽车（可以针对孩子的特别需要，如救护车）。
- 厨房用具：一些塑料盘子、杯子和餐具。

可选项

- 小的娃娃屋：用收纳玩具的盒盖——在盒盖里画上房屋分隔间、窗户、门等。
- 手偶：一种具有攻击性，一种比较温和，可以自制或购买（例如动物形状的烹饪手套等）。
- 娃娃家具：用于卧室、浴室和厨房。
- 装扮品：手持镜子、头巾、围巾，家中已有的一些小物品。

表达攻击性的玩具（也可用于促进想象力的游戏）

- 飞镖枪、一些飞镖和一个靶子：家长要知道使用方法。
- 橡皮刀：小的、可弯曲的、军用类的。
- 绳索：最好是软绳（也可以用剪掉把手的跳绳）。
- 攻击性动物，如蛇、鲨鱼、狮子、恐龙，强烈推荐空心鲨鱼！
- 小玩具兵（12~15 个）：需要两种不同的颜色，用来区分两个队，或好人 / 坏人。
- 充气击打袋（最好是小丑风格）。
- 面具：独行侠风格。
- 带钥匙的玩具手铐。

创意性的 / 表达情绪类的玩具

- 黏土：建议用一块烘焙不沾布来放黏土，这样不仅可以保持其他区域的整洁，而且还可以用作绘画的垫板。
- 蜡笔：八种颜色，折断其中几支，剥掉裹在蜡笔表面的纸（大点的孩子可选用马克笔，但是可能会更难收拾）。
- 白纸：每次游戏时光开始前都准备几张新的。
- 剪刀：不是尖头，但要好用。
- 透明胶带：注意，孩子可能会用掉一整卷，所以多准备几个小号的。
- 鸡蛋包装盒 / 泡沫塑料碗或杯子：用来毁坏、打破，或者着色。
- 套圈游戏。
- 软海绵球。
- 铃鼓、鼓或其他小乐器。

可选项

- 一密封袋精选的艺术 / 手工材料（如彩纸、胶水、纱线、纽扣、珠子、布的边角料、生面条等，根据儿童的年龄选择材料）。
- 拼插玩具 / 一小堆各种形状的积木。
- 双筒望远镜。
- 魔法杖。
- 每次游戏时光时准备两个气球。

提示：玩具不需要是新的或贵的。避免选择超过一盒的玩具——玩具应该选小的。在有些情况下，可以根据孩子的需要和治疗师的允许再添加一些额外的玩具。如果不能在第一次游戏时光前准备好所有玩具，那么就从每个类别中选择几个——请治疗师推荐首选项。

注意：在游戏时光开始前将新玩具的包装拆掉，玩具看着要有吸引力。

寻找玩具的好地方

跳蚤市场、阁楼和储藏室、亲戚 / 朋友、十元店、杂货店和药店的玩具货架。

第 3 单元家长笔记和家庭作业

牢记大拇指原则

"要做恒温器，而不是温度计。"

反映／回应你孩子的想法、感受和需求，为你的孩子创造一个被理解和接纳的舒适氛围，这将有助于避免各类问题的发生。

在这 30 分钟的游戏时光活动中，你将成为孩子的恒温器。

笔记

_____

_____

_____

_____

_____

_____

_____

_____

_____

注意：你可能会这样向你的孩子解释，为什么要和他参加特殊游戏时光活动："我参加了一个特别的游戏课，学习一些和你一起玩的特别方法！"

家庭作业

- 完成游戏时光的玩具套装——准备好毯子／被子和其他材料。（在讲义里查看游戏时光里的玩具套装照片）确认你选择参加这个活动的时间和地点。安排好其他孩子。

- 和孩子解释：你会和他参加这个特别的游戏时光活动是因为"我参加了一个特别的游戏课，学习一些和你一起玩的特别方法。"然后，给孩子预约卡（将预约卡放置在孩子能看见的醒目位置：建议粘在浴室的镜子上，这样孩子在刷牙的时候就能看见）。

- 提前一到三天（根据孩子年龄），和孩子一起制作"特别游戏时光——不要打扰"的标牌。孩子年龄越小，越在临近游戏时光时制作。

- 在游戏时光开始前，读以下讲义里的内容：

－"游戏时光行为准则"；

－"游戏时光流程清单"。

• 这周就在家开始游戏时光——安排录制游戏过程，并且记下你在这个时段中遇到的困难和问题。

下周我会把我的录影带到课堂来（如果录像是在治疗室进行，我的预约日期／时间是：_____）

游戏时光的玩具照片

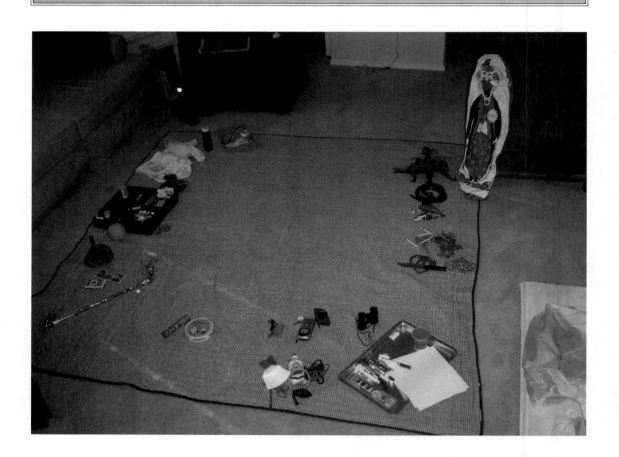

第4单元家长笔记和家庭作业

牢记大拇指原则

1. **"当孩子溺水时，不要试图教他游泳。"** 孩子感到沮丧或情绪失控时，不是告知规则或给予教训的好时机。

2. **"在游戏时光中，只在必要时才设置限制。"**

笔记

_____

_____

_____

_____

_____

_____

_____

_____

_____

家庭作业

- 完成设限（ACT 三步法）的练习。
- 在参加游戏时光活动之前阅读以下讲义：
  - "设置限制：ACT 三步法，别等到为时已晚"；
  - "亲子关系培训摘要"；
  - "游戏时光行为准则"；
  - "游戏时光流程清单"。
- 开始游戏时光活动（在同一时间、同一地点）：
  - 完成游戏时光的家长笔记；
  - 在本周的游戏时光中，留意自己的一个比较强烈的感受。

下周我会把我的录像带到课堂来（如果录像是在治疗室进行，我的预约日期／时间是：_____ ）。

设置限制：ACT 三步法实践练习题

A- 理解感受

C- 告知限制

T- 提供替代

示例 1

在游戏时光中用胶水进行创意制作。为了更好玩一些，她把胶水瓶放在你头上，好像要往你头发上抹胶水。

理解感受（A） "加布丽埃勒，我知道你觉得那会很有趣……"

告知限制（C） "但是我的头发不是用来抹胶水的。"

提供替代（T） "你可以在那张纸上涂满胶水。"（你的声音要匹配她的游戏性）

示例 2

游戏时光到时间了，你已经说了两次限制。因为你不愿妥协，不允许孩子玩得更久，他很生气，要打你。打人是不被允许的，所以立刻使用 ACT 的第二步，然后再按照 ACT 的三步来设限。

告知限制（C） 坚定地说："爱德华，我不是用来打的。"

理解感受（A） 共情地说："我知道你很生气 / 很挫败……"

告知限制（C） 坚定地说："但是人不是用来打的。"

提供替代（T） 平和地说："你可以打这个充气玩偶或者这个枕头。"（指着充气玩偶或枕头）

练习

1. 在你和孩子玩击剑游戏的时候，你的孩子用泡沫剑打了你的脸。

   理解感受（A） 【孩子的名字】我知道你很兴奋。

   告知限制（C） 但是我的脸不是用来打的。

   提供替代（T） 你可以打我的剑或者打那个充气玩偶（指向充气玩偶）。

2. 游戏时光开始 15 分钟之后，孩子说他想离开，想上楼玩电子游戏。

   理解感受（A） 【孩子的名字】我知道你现在就想上楼玩电子游戏。

   告知限制（C） 但是我们的游戏时光还有 15 分钟。

   提供替代（T） 游戏时光结束之后，你可以玩你的游戏。

3. 孩子想当医生，要求你当病人。孩子让你把衬衣拉起来，这样他就能听你的心跳。

   理解感受（A） 【孩子的名字】我知道你想让我把衬衣拉起来，这样看起来就像真的在看医生一样。

   告知限制（C） 但是我的衬衣不是用来被拉起来的。

提供替代（T）　你可以隔着衬衣听我的心跳（你在说出这个替代方案的时候，拿着听诊器放
　　　　　　　　在你觉得舒服的位置）。_____

4. 描述一个情境，在这个情境下，你认为可能需要在游戏时光中设限。

情境：_____

_____

_____

理解感受（A）　_____

_____

告知限制（C）　_____

_____

提供替代（T）　_____

_____

_____

游戏时光笔记

游戏时光第＿＿＿＿次，日期：＿＿＿＿＿＿＿＿

重大事件

_____

_____

_____

关于孩子，我学习到

　　表达的感受：_____

　　游戏的主题：_____

关于自己，我学习到

　　我在游戏时光中的感受：_____

　　我认为自己做得最好的是：_____

　　对我来说，最有挑战或最难的是：_____

问题或顾虑

_____

_____

_____

我想在下一次游戏时光中专注提升的技能是

_____

_____

_____

第 5 单元家长笔记和家庭作业

牢记大拇指原则

1. **"如果无法用 10 个字以内的词说清楚，就不要说了。"** 作为家长，我们有向孩子过度解释的倾向，我们要传达的信息就淹没在冗长的话语中。

2. **"此时此刻，我与孩子的关系才是最重要的。"** 如果不确定该怎么向孩子说或怎么做，问自己一句："如何行动或说话才能够最大限度地维护我们的关系或者避免伤害孩子？"在当时的情况下，如果没有人能获益，或者会给亲子关系带来危害，那么就请走开，什么也别说，或者告诉孩子："我需要点时间冷静一下，然后咱们再来谈。"这样做是最好的。

笔记

_____

_____

_____

_____

_____

_____

_____

_____

_____

_____

家庭作业

- 给你的每个孩子一个"三明治拥抱"和"三明治亲吻"。
- 在进行游戏时光之前阅读讲义：
  - "设置限制：ACT 三步法，别等到为时已晚！"（第 4 单元）；
  - "游戏时光行为准则"（第 3 单元）；
  - "游戏时光流程清单"（第 3 单元）；
  - "亲子关系培训摘要"（第 4 单元）。
- 进行游戏时光活动（同样的时间和地点）：

- 完成游戏时光的家长笔记；
- 使用"游戏时光技巧清单"来记录你认为自己做得好的方面，并选择一个你希望在下次游戏时光中练习的技巧；
- 如果在游戏时间里，你需要设定一个限制，请在清单上描述发生了什么，以及你说了或做了什么。

- 补充作业：

_____
_____
_____
_____
_____
_____
_____
_____
_____

下周我会把我的录像带到课堂来（如果录像是在治疗室进行，我的预约日期／时间是：_____ ）

游戏时光笔记

游戏时光第＿＿＿＿＿次，日期：＿＿＿＿＿＿＿＿＿＿

重大事件

_____

_____

_____

关于孩子，我学习到

表达的感受：_____

游戏的主题：_____

关于自己，我学习到

我在游戏时光中的感受：_____

我认为自己做得最好的是：_____

对我来说，最有挑战或最难的是：_____

问题或顾虑

_____

_____

_____

我想在下一次游戏时光中专注提升的技能是

_____

_____

_____

游戏时光技能清单
在课堂上对录制视频进行回顾

游戏时光第＿＿＿＿＿＿次，日期：＿＿＿＿＿＿＿＿＿

（注意：如果用到这个技巧，就在表格里画√）

√	技巧	笔记／备注
	传递"在一起"的态度 　全部注意力／兴趣 　脚尖跟随鼻尖	
	允许孩子主导 　避免给建议 　避免问问题 　将责任还给孩子	
	跟随孩子的主导 　身体与孩子在一个高度 　当孩子沉浸在游戏中时，靠他近一些 　当孩子邀请时加入游戏	
	反映性回应的技巧	
	反映孩子非语言的游戏（追踪）	
	反映孩子的语言（内容）	
	声调和孩子的强度／情感匹配	
	回应是简短而互动性的	
	面部表情与孩子的情感匹配	
	使用鼓励／建立自尊的回应方式	
	当需要时，设限，使用 ACT 三步法	

第6单元家长笔记和家庭作业

牢记大拇指原则

1. **"在幻想中给予你在现实中无法给予的东西。"** 在游戏时光，可以让孩子把现实中或许需要限制的感受和愿望都表达出来。例如，游戏时光时，把"小妹妹"玩偶扔出窗外去是可以的。

2. **"大孩子大选择，小孩子小选择！"** 给出的选择必须与孩子的发展阶段相适应。

_____

笔记

_____

_____

_____

_____

_____

_____

_____

_____

_____

_____

家庭作业

- 阅读"给予选择101：教授承担责任与做决定"，以及"给予选择的高级技能：提供结果选项"。
- 阅读游戏时光中的常见问题并且标记出你最有问题的两到三条，或者写下你遇到的但没有列在表上的挑战。
- 在游戏时光之外，至少练习一次给出其中一种选择（A 或 B）。

A. 单纯为了给孩子赋能而给出选择（对孩子来说两个都是正向的选择，任意一个你都能接受，并且都是孩子想要的）。

发生了什么：_____

你说了什么：_____

　　孩子如何回应的：_____

B. 练习将选择当作一种后果（在这里，给予选择是用来帮助你的孩子遵守必要的行为；参见"进阶的给予选择"讲义中的奥利奥饼干方法示例）。

　　发生了什么：_____

　　你说了什么：_____

　　孩子如何回应的：_____

- 在进行游戏时光之前，阅读下列材料：
  - "设置限制：ACT 三步法，别等到为时已晚！"（第 4 单元）；
  - "游戏时光行为准则"（第 3 单元）；
  - "游戏时光流程清单"（第 3 单元）；
  - "亲子关系培训摘要"（第 4 单元）。
- 进行游戏时光（相同时间和地点）：
  - 完成游戏时光家长笔记；
  - 使用"游戏时光的技巧清单"来记录你认为你做得好的方面，并且选择一种你希望在下次游戏时光中练习的技巧；
  - 如果需要设置限制，请描述当时的情况和你说了什么或做了什么。
- 补充作业：

_____

_____

_____

_____

_____

_____

_____

_____

_____

_____

　　下周我会把我的录像带到课堂来（如果录像是在治疗室进行，我的预约日期／时间是：_____）

游戏时光中的常见问题

问：我的孩子注意到我在游戏时光中说话和平时不同，并要求我和平时一样，我该怎么做？

答：说"你觉得我说话和平时不一样，是因为这是我用来让你知道我听到了你在说什么的方式。记得吗？我正在上一个特别的课来学习如何和你玩。"（孩子可能会说他注意到家长不同了；对用言语表示关注感到惊讶；对太多的言语反映感到恼怒；或者说他注意到了家长反映性回应的不同。这个孩子或许会说他不想要家长改变，因为这意味着他要针对家长新的回应方式做出调整和改变。）

问：我的孩子在游戏时光中问很多问题，并对我的不回答表示不满。我该怎么做？

答：我们总是从反映孩子的感受开始："你生我的气了。"有时候当家长改变了回应的典型方式时，孩子会感到不安全和生气，因为他不知道该如何回应。你的目标是鼓励孩子自力更生和自我接纳。"在我们的特殊游戏时光，你想要的答案是什么，就是什么。"比如，你的孩子可能问"我该画什么？"你想要孩子知道特殊游戏时光里，他来决定他画什么，所以你回应"你已经决定要画画，在这个特殊游戏时光，你可以画你决定要画的任何东西。"我们的目标是给孩子赋能，让孩子发现他们自己的优势。

问：我的孩子就是纯玩，我做错了什么吗？

答：没错。你的孩子本该在这段时间想干什么就干什么。在特殊游戏时光里，你和孩子构建的关系比孩子是否在解决一个问题重要多了。当你和孩子的关系加强了，你孩子的问题也会减少。你的孩子还可能以你没意识到的方式在游戏中解决问题。记着邦迪创可贴那一课。你在游戏时光中做的是有用的，哪怕你没看到任何变化。孩子在游戏时光中与家长或治疗师所做的事，会让他们有改变，即便我们并不清楚他们在解决什么问题。在特殊游戏时光中你的工作就是跟随孩子的主导并且不评判，理解和接纳你的孩子。你共情式的回应会帮助孩子专注在对他们来说重要的议题。

问：我觉得无聊。做这个的价值是什么？

答：在游戏时光里觉得无聊并不少见，因为家长都有繁忙的安排，总是忙着干什么，并不习惯坐下和孩子安静地互动 30 分钟。你可以通过回应你在孩子的脸上看到了什么，问自己一些问题，比如"他的感受是什么？""在游戏中他想表达什么？""他对我有什么需要？"或者"玩具和游戏里有什么让他觉得如此有兴趣？"以及做更多的追踪式回应和反映性回应，来增加你的兴趣和在孩子游戏中的参与度。你能做的最重要的事是继续对游戏时光的过程保持耐心。

问：我的孩子对我的评论没有回应。我怎么知道我做对了？

答：通常你做对的话，孩子会让你知道。如果孩子没有对你的反映做出回应，你或许想要探索他可能有的其他感受或者传递出你正尝试去理解。比如，如果你反映说："你真的很生气！"而你的孩子没有回应，那你或许会说"或者你可能不是感到生气，或许你只是感到真的很强大和有力量"。如果你的孩子还是不回应，你或许说"或许也不是这个。我在想你的感受是什么"。

问：什么时候我可以问问题，什么时候不能问问题？

答：绝大部分时候，问题都要重新组织成陈述句。比如"我好奇这件事是不是在你身上发生过"，而不是"这事儿在你身上发生过吗？"在游戏时光里唯一可以问的一类问题是"舞台上的悄悄话"，比如"我该说什么？"

问：我的孩子讨厌游戏时光。我是不是不该继续？

答：沟通理解总是重要的。说"你不想要游戏时光。你情愿做点别的。我们只做 10 分钟游戏时光吧，然后你可以决定你是继续玩特殊游戏时光还是干点什么别的。"这个回应帮助你的孩子感到被理解，并且感到（事情）在控制中。当孩子在一段关系中体会到掌控感的时候，一般更有可能会妥协。绝大多数例子中，孩子可能会开始玩，并随后决定剩下的游戏时间也继续玩。

问：我的孩子想要更长的游戏时间。我应该延长时间吗？

答：哪怕你的孩子觉得很好玩，也要坚持时间的限制，因为这会促进一致性，给你一个机会练习坚定，并为孩子提供一个发展自控力的机会，即结束一个自己非常喜欢的游戏时光。使用 ACT 三步法设限，确保你会理解你孩子的感受。比如，你可以说："你真的玩得很开心，并希望多玩一会儿，但是我们今天的特殊游戏时光结束了。我们下周二还会继续。"如果你的孩子坚持，你可以说："乔尹，我也希望我们有更多的时间。但是今天的 30 分钟时间已经到了。我们下周二还会有另一个游戏时光。"

问：我的孩子在一周中的其他时间还想玩那些玩具，可以吗？

答：只允许你的孩子在 30 分钟的游戏时光中玩这些玩具帮助你传递这样的信息，即这是个特殊时光，这个时间是只有你们两个的快乐时光。将玩具区分开使得游戏时光独特且更被期待。另一个原因是这个与孩子在一起的时间也是一个情感关系时光；玩具成为情感关系的一部分，你的孩子在其中，因为你做的那些共情化的回应，可以通过玩具表达和探索情绪的信息。同样的情绪探索不会发生在其他的游戏时光，因为你不会在那儿表达你对孩子游戏的理解。还有一点，只在特殊游戏时光被允许玩这些玩具，可以帮助你的孩子学习延迟满足感。如果不让孩子玩这个特殊玩具盒对你来说有困难，你可以尝试把它放在孩子看不到的架子上或者衣柜里。如果还不行，可以把它锁在你的车后备厢里。

问：我的孩子想要我在游戏时光里朝他射击，我该做什么？

答：设限。如果你的孩子说："我是个坏人，用枪打我。"那你就要说："我知道你想要我向你射击，但你不是用来射击的。我可以假装你是个坏人正要逃跑，然后我来抓你，或者你可以画一幅坏人被枪击的画。"

问：＿＿＿＿＿＿＿＿＿＿＿＿＿＿＿＿＿＿＿＿＿＿＿＿＿＿＿＿＿＿＿＿＿＿＿＿
＿＿＿＿＿＿＿＿＿＿＿＿＿＿＿＿＿＿＿＿＿＿＿＿＿＿＿＿＿＿＿＿＿＿＿＿＿＿
＿＿＿＿＿＿＿＿＿＿＿＿＿＿＿＿＿＿＿＿＿＿＿＿＿＿＿＿＿＿＿＿＿＿＿＿＿＿
＿＿＿＿＿＿＿＿＿＿＿＿＿＿＿＿＿＿＿＿＿＿＿＿＿＿＿＿＿＿＿＿＿＿＿＿＿＿

游戏时光笔记

游戏时光第_____次，日期：_____

重大事件

_____

_____

_____

关于孩子，我学习到

表达的感受：_____

游戏的主题：_____

关于自己，我学习到

我在游戏时光中的感受：_____

我认为自己做得最好的是：_____

对我来说，最有挑战或最难的是：_____

问题或顾虑

_____

_____

_____

我想在下一次游戏时光中专注提升的技能是

_____

_____

_____

游戏时光技能清单
在课堂上对录制视频进行回顾

游戏时光第_____次，日期：_____

（注意：如果用到这个技巧，就在表格里画√）

√	技巧	笔记 / 备注
	传递"在一起"的态度 　全部注意力 / 兴趣 　脚尖跟随鼻尖	
	允许孩子主导 　避免给建议 　避免问问题 　将责任还给孩子	
	跟随孩子的主导 　身体与孩子在一个高度 　当孩子沉浸在游戏中时，靠他近一些 　当孩子邀请时加入游戏	
	反映性回应的技巧	
	反映孩子非语言的游戏（追踪）	
	反映孩子的语言（内容）	
	声调和孩子的强度 / 情感匹配	
	回应是简短而互动性的	
	面部表情与孩子的情感匹配	
	使用鼓励 / 建立自尊的回应方式	
	当需要时，设限，使用 ACT 三步法	

第7单元家长笔记和家庭作业

牢记大拇指原则

"永远不为孩子做他们力所能及的事。"

当你为孩子代劳时，你就剥夺了孩子发现的乐趣及获得胜任感的机会。

不放手让孩子去尝试，家长就永远不知道孩子有多大的能力！

笔记

_____

_____

_____

_____

_____

_____

_____

_____

_____

家庭作业

- 阅读："建立自尊的回应"——既要练习在**游戏时光过程中**给予至少一个建立自尊的回应（记在"游戏时光的技能清单"上），也要练习在**游戏时光之外**给予一个建立自尊的回应。

  在游戏时光之外发生了什么：_____

  你说了什么：_____

  孩子如何回应的（语言的或非语言的）：_____

- 给你正在关注的孩子写便条，也可以同时给家里的其他孩子写，指出一个孩子具有的你欣赏的积极性格品质（参见"**积极性格品质讲义**"），连续三周，每周写一个便条（如果可以，把第一个便条寄给孩子）。写出如下的句子：

  "亲爱的_____，我刚刚在想你，我在想你是如此_____（体贴、有责任心、能体谅人、有爱心等）。我爱你，_____（妈妈／爸爸）留。"

  在孩子读完便条（或者你读给孩子听）后，你再用自己的话对孩子说："这是一个非常重要的特质；我们应该把这个便条贴在冰箱（或公告板等）上。"

提醒：不要期待孩子的回应。

- 在进行游戏时光之前，阅读下列材料：
  - "设置限制：ACT 三步法，别等到为时已晚！"（第 4 单元）；
  - "游戏时光行为准则"（第 3 单元）；
  - "游戏时光流程清单"（第 3 单元）；
  - "亲子关系培训摘要"（第 4 单元）。

- 进行游戏时光（相同时间和地点）：
  - 完成"游戏时光家长笔记"；
  - 使用"游戏时光技能清单"来记录你认为你做得好的点，**尤其注意建立自尊的回应**，并且选择一种你想在下次游戏时光中练习的技巧；
  - 如果在游戏时间里，你需要设定一个限制，请在清单上描述发生了什么，以及你说了或做了什么。

- 补充作业：

_____

_____

_____

_____

_____

_____

_____

_____

_____

下周我会把我的录像带到课堂来（如果录像是在治疗室进行，我的预约日期／时间是：_____ ）

游戏时光笔记

游戏时光第_____次，日期：_____

重大事件

_____
_____
_____

关于孩子，我学习到

表达的感受：_____

游戏的主题：_____

关于自己，我学习到

我在游戏时光中的感受：_____

我认为自己做得最好的是：_____

对我来说，最有挑战或最难的是：_____

问题或顾虑

_____
_____
_____

我想在下一次游戏时光中专注提升的技能是

_____
_____
_____

	游戏时光技能清单
	在课堂上对录制视频进行回顾

游戏时光第＿＿＿＿次，日期：＿＿＿＿＿＿

（注意：如果用到这个技巧，就在表格里画√）

√	技巧	笔记／备注
	传递"在一起"的态度 　全部注意力／兴趣 　脚尖跟随鼻尖	
	允许孩子主导 　避免给建议 　避免问问题 　将责任还给孩子	
	跟随孩子的主导 　身体与孩子在一个高度 　当孩子沉浸在游戏中时，靠他近一些 　当孩子邀请时加入游戏	
	反映性回应的技巧	
	反映孩子非语言的游戏（追踪）	
	反映孩子的语言（内容）	
	声调和孩子的强度／情感匹配	
	回应是简短而互动性的	
	面部表情与孩子的情感匹配	
	使用鼓励／建立自尊的回应方式	
	当需要时，设限，使用 ACT 三步法	

第 8 单元家长笔记和家庭作业

牢记大拇指原则

"鼓励付出的努力，而不是表扬结果。"

孩子需要鼓励，就像植物需要水。

笔记

_____

_____

_____

_____

_____

_____

_____

_____

_____

家庭作业

- 阅读："鼓励 vs 表扬"练习，既要在**游戏时光过程中**至少给予一个鼓励的回应（在**游戏时光的技能清单**上记上），也要练习在**游戏时光之外**给予一个鼓励的回应。

  在游戏时光之外发生了什么或者孩子说了什么：_____

  你说了什么：_____

  孩子是如何回应的（语言的或非语言的）：_____

- 写下你**在游戏时光之外**感到最难处理的一个问题：

  _____

- 在进行游戏时光之前需要阅读的材料：
  - "设置限制：ACT 三步法，别等到为时已晚！"（第 4 单元）；
  - "游戏时光行为准则"（第 3 单元）；
  - "游戏时光流程清单"（第 3 单元）；
  - "亲子关系培训摘要"（第 4 单元）。

- 进行游戏时光（相同时间和地点）：
  - 完成游戏时光"家长笔记"；
  - 使用"游戏时光技能清单"来记录你认为你做得好的点，并且选择一种你想在下次游戏时光中练习的技巧；
  - 注意使用鼓励的回应。
- 补充作业：

_____

_____

_____

_____

_____

_____

_____

_____

_____

_____

提醒：给你正在关注的孩子写第二个便条，也可以同时给家里的其他孩子写，指出孩子另一个你欣赏的正向特质（改变送便条的方式，如放在孩子的午餐盒里、用胶带贴在浴室的镜子上、放在孩子的枕头上或放在孩子的餐盘下面等）。

下周我会把我的录像带到课堂上来（如果录像是在治疗室进行，我的预约日期／时间是：_____）

游戏时光笔记

游戏时光第_____次，日期：_____

重大事件

_____

_____

_____

关于孩子，我学习到

表达的感受：_____

游戏的主题：_____

关于自己，我学习到

我在游戏时光中的感受：_____

我认为自己做得最好的是：_____

对我来说，最有挑战或最难的是：_____

问题或顾虑

_____

_____

_____

我想在下一次游戏时光中专注提升的技能是

_____

_____

_____

游戏时光技能清单
在课堂上对录制视频进行回顾

游戏时光第_____次，日期：_____

（注意：如果用到这个技巧，就在表格里画√）

√	技巧	笔记／备注
	传递"在一起"的态度 　全部注意力／兴趣 　脚尖跟随鼻尖	
	允许孩子主导 　避免给建议 　避免问问题 　将责任还给孩子	
	跟随孩子的主导 　身体与孩子在一个高度 　当孩子沉浸在游戏中时，靠他近一些 　当孩子邀请时加入游戏	
反映性回应的技巧		
	反映孩子非语言的游戏（追踪）	
	反映孩子的语言（内容）	
	声调和孩子的强度／情感匹配	
	回应是简短而互动性的	
	面部表情与孩子的情感匹配	
	使用鼓励／建立自尊的回应方式	
	当需要时，设限，使用 ACT 三步法	

第9单元家长笔记和家庭作业

牢记大拇指原则

1. **"没有限制，就没有安全。"** 一致的限制 = 安全稳固的关系。如果不能贯彻到底，家长就会失去信用，伤害自己与孩子之间的关系。

2. **"不要试图一次解决所有问题！"** 把精力集中在"大"问题上，这些问题需要对孩子能否树立积极的自尊心以及感受到自己有能力和"有用"有最大的影响力。

笔记

_____

_____

_____

_____

_____

_____

_____

_____

_____

家庭作业

- 复习"高阶设置限制：提供选择当作后果"，对于在游戏时光之外的情景中设置限制的情况进行归纳。设想这样一种情况，在游戏时光中，孩子难以遵守限制（或曾经不遵守过），在讲义"高阶设置限制：提供选择当作后果"中对这种情况加以回应。

- 记录一次在本周的游戏时光之外的情境中使用 ACT 三步法设置限制的情况：

  发生了什么：_____

  你说了什么：_____

  孩子的回应（口头或非口头）如何：_____

- 记录在游戏时光之外的情景中，你与孩子发生身体接触（拥抱、拍头、抚摸手臂等）的次数，本周继续记录身体接触的次数。

- 一个相关的作业：和孩子一起玩摔跤游戏。例如，在有年龄较小的孩子的双亲家庭中，妈妈和孩子可以偷偷接近爸爸，试着将爸爸摔在地上，过程中伴随着欢声笑语。
- 报告本周在游戏时光之外的情景中使用 CPR 法给予回应的情况。哪些时候比较顺利，哪些时候不顺利：_____
- 在进行游戏时光之前，阅读下列材料：
  - "设置限制：ACT 三步法，别等到为时已晚！"（第 4 单元）；
  - "游戏时光行为准则"（第 3 单元）；
  - "游戏时光流程清单"（第 3 单元）；
  - "亲子关系培训摘要"（第 4 单元）。
- 开展游戏时光（需要在同一时间和地点）：
  - 填写"游戏时光笔记"；
  - 记下你觉得自己做得好的地方，并选择一项准备在下周的游戏时光中加强练习的技能；
  - 记录设置限制的情景以及你是如何回应的。
- 补充作业：

_____

_____

_____

_____

_____

_____

_____

_____

_____

_____

给你正在关注的子女和家中的其他孩子写第三个便条，指出孩子身上所具备的另外一个令你欣赏的性格品质。（便条的放置地点要多变）

下周我会把我的录像带到课堂来（如果录像是在治疗室进行，我的预约日期／时间是：_____ ）

游戏时光笔记

游戏时光第_____次，日期：_____

重大事件

_____

_____

_____

关于孩子，我学习到

表达的感受：_____

游戏的主题：_____

关于自己，我学习到

我在游戏时光中的感受：_____

我认为自己做得最好的是：_____

对我来说，最有挑战或最难的是：_____

问题或顾虑

_____

_____

_____

我想在下一次游戏时光中专注提升的技能是

_____

_____

_____

游戏时光技能清单
在课堂上对录制视频进行回顾

游戏时光第_____次，日期：_____

（注意：如果用到这个技巧，就在表格里画√）

√	技巧	笔记／备注
	传递"在一起"的态度 　全部注意力／兴趣 　脚尖跟随鼻尖	
	允许孩子主导 　避免给建议 　避免问问题 　将责任还给孩子	
	跟随孩子的主导 　身体与孩子在一个高度 　当孩子沉浸在游戏中时，靠他近一些 　当孩子邀请时加入游戏	
	反映性回应的技巧	
	反映孩子非语言的游戏（追踪）	
	反映孩子的语言（内容）	
	声调和孩子的强度／情感匹配	
	回应是简短而互动性的	
	面部表情与孩子的情感匹配	
	使用鼓励／建立自尊的回应方式	
	当需要时，设限，使用 ACT 三步法	

第 10 单元家长笔记和家庭作业

牢记大拇指原则

"好东西不在个大。"

不要等待发生什么大事才去进入孩子的世界，点滴机会一直在我们身边。要抓住宝贵的瞬间！

笔记

_____

_____

_____

_____

_____

_____

_____

_____

_____

家庭作业

- **继续进行游戏时光**：如果你现在停下来，那你传递给孩子的信息是：跟你一起玩，是我必须做的，而不是我想要做的：
  我同意继续与孩子进行_____周的游戏时光。而且/或者与_____开始游戏时光，进行_____周。
- （学习结束后）跟进会议的时间：_____
- 会议协调志愿者：_____

其他注意事项

1. 反映性回应能够帮助孩子感受到自己是可以被理解的，并可以减少愤怒。

2. 在游戏中，孩子们表达他们现在的生活是怎样的，他们的需要是什么，或者他们希望事情是怎样的。

3. 在游戏时光中，家长不是答案的来源（把问题反馈给孩子："嗯，我想知道"）。

4. 不要问你已经知道答案的问题。

5. 问题意味着不理解。问题把孩子们引向思考，而孩子是用心生活的。

6. 重要的不是孩子知道什么，而是孩子相信什么。

7. 当你把注意力集中在问题上时，你就看不见孩子了。

8. 支持孩子的感受、意图或需要，哪怕你不支持孩子的行为。

9. 意识到孩子是强大的自尊建立者。

10. 让孩子自己做决定，借此来给他们赋能："你决定要_____。"

11. 我们与孩子展开交流的最佳方式之一就是告诉他们：他们有能力。告诉孩子们他们是有能力的，他们就会认为自己有能力。如果你多次告诉孩子他们不能做什么事，自然而然地，他们就真的做不了了。

12. 鼓励创造力和自由——随自由而来的是责任。

13. "我们即将制定一项新的重大政策，在本住所范围内立即生效。"

14. 当我们的立场灵活时，我们可以更容易地处理愤怒。当家长的处理方式死板时，家长和孩子都会受伤。

15. 当不确定该对孩子说什么或该做什么时，问问自己："什么样的行为或言语最有助于保持关系或伤害最小？"有时候走开什么也不说，或者对孩子说"我需要花点时间冷静下来，然后我们才能说话"是最好的。永远记住："此时此刻没有什么比我和孩子的关系更重要了。"（同样适用于配偶、重要他人等。）

16. 活在当下——今天就足够了。不要把孩子推向未来。

培训师 实践手札

亲子关系游戏治疗

带领家长课程的要点

传递信息时，形式简洁，知识点突出。

3D 原则：阐述（describe）、示范（demonstrate）与实践（do）。

积极肯定家长的努力：重点关注家长做对了什么，而非犯了什么错误。

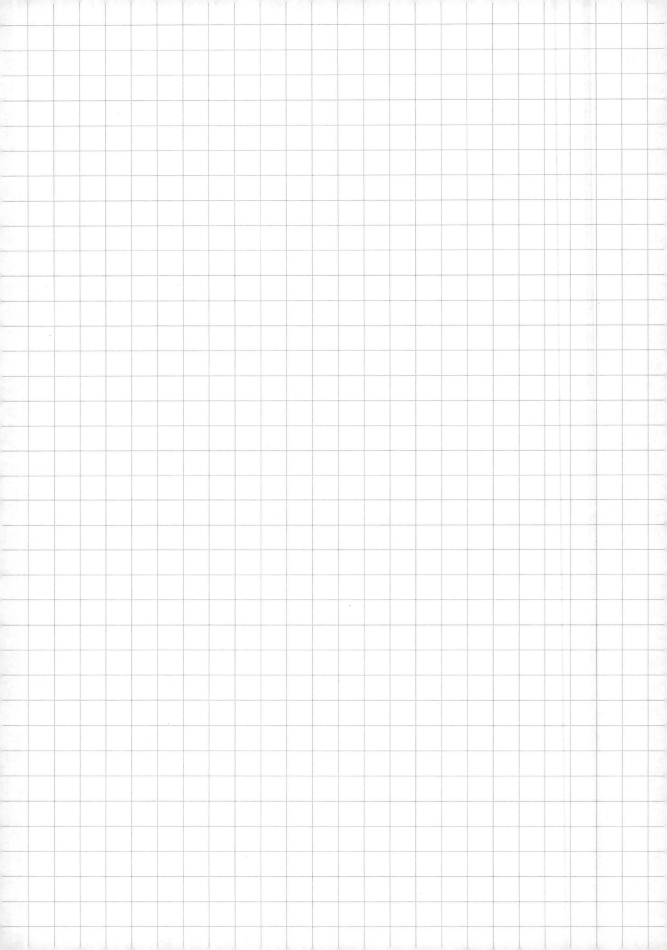

游戏时光基本原则

孩子主导，家长跟随。

透过孩子的眼睛来看见和体验孩子的游戏。

用言语反映孩子正在做的事情 / 正在说的话 / 体会到的感受。

对不合理行为设定明确而坚定的限制。

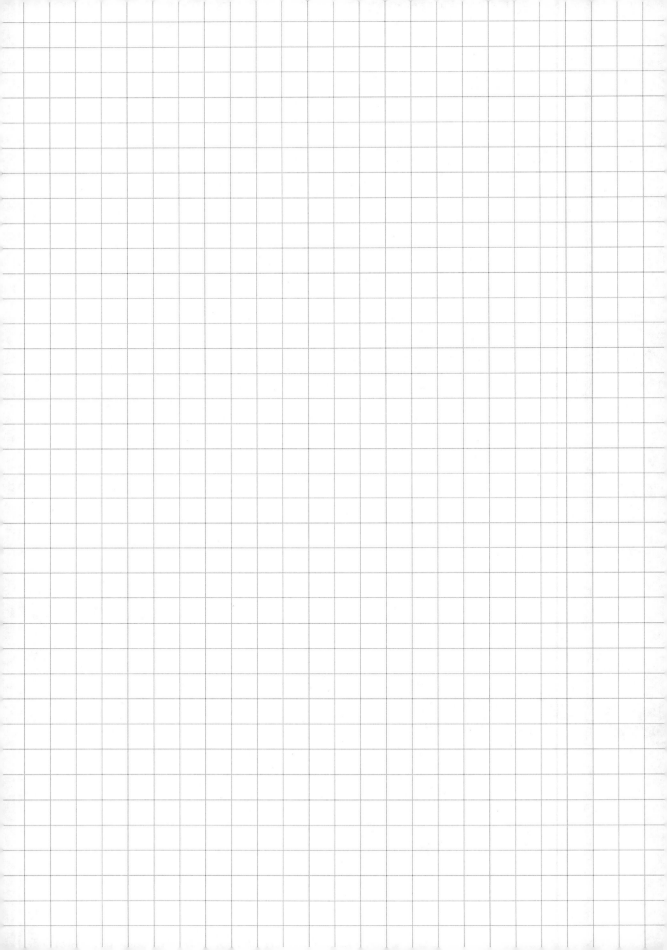

"在一起"的态度

我在这里。

我关注着你。

我理解你。

我关心你。

我为你感到开心。

大拇指原则

"关注甜甜圈，而非中间的洞！"

关注亲子关系，而非存在的问题。

"要做恒温器，而不是温度计。"

学会如何回应（反映），而非反应。

记住：最好的让孩子平静下来的方式就是先让自己平静下来。

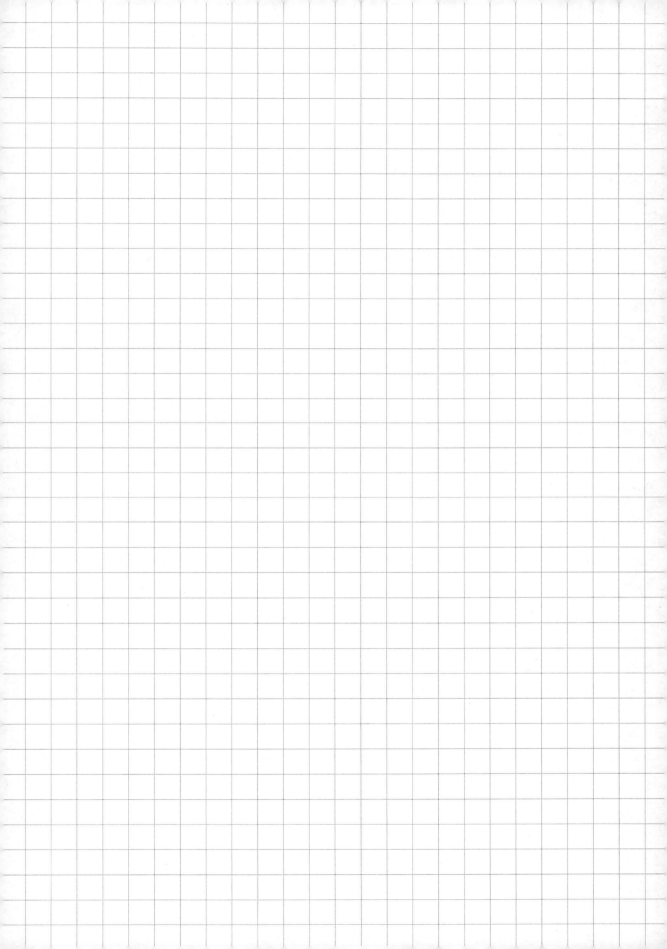

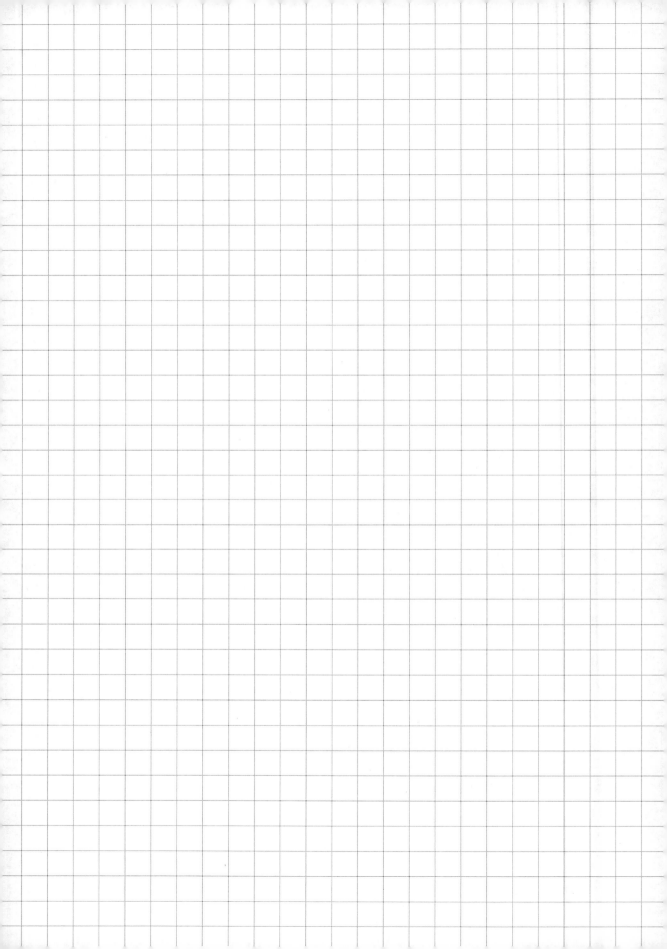

大拇指原则

"最重要的也许不是你做了什么，而是你在做了这件事之后还要做什么！"

我们都会犯错，但我们也能修复。因而，我们如何处理自己的错误才是关键所在。

"家长的脚尖应该跟随鼻尖。"

大拇指原则

"你无法给予他人你自己没有的东西。"

　　牢记飞机上氧气面罩的比喻。

"当孩子溺水时，不要试图教他游泳。"

　　孩子感到沮丧或情绪失控时，不是告知规则或给予教训的好时机。

"在游戏时光中，只在必要时才设置限制。"

大拇指原则

如果无法用 10 个字以内的词说清楚，就不要说了。

作为家长，我们有向孩子过度解释的倾向，我们要传达的信息就淹没在冗长的话语中。

"在幻想中给予你在现实中无法给予的东西。"

在游戏时光里，可以让孩子把现实中或许需要限制的感受和愿望都表达出来。

大拇指原则

"大孩子大选择，小孩子小选择！"

　　给出的选择必须与孩子的发展阶段相适应.

一定要记住："此时此刻，我与孩子的关系才是最重要的。"

"永远不为孩子做他们力所能及的事。"

大拇指原则

"鼓励付出的努力，而不是表扬结果。"

孩子需要鼓励，就像植物需要水。

"没有限制，就没有安全。"

一致的限制＝安全稳固的关系。如果不能贯彻到底，家长就会失去信用，伤害自己与孩子之间的关系。

大拇指原则

"不要试图一次解决所有问题！"

"好东西不在个大。"

不要等待发生什么大事才去进入孩子的世界，点滴机会一直在我们身边。

要抓住宝贵的瞬间！